Heike Wrede '86

Robert Janicek

Mit Patienten richtig reden

Gesprächsführung im Krankenhaus

Bibliomed

Gewidmet denjenigen,
die sich aufopferungsvoll für die
Genesung der Patienten einsetzen

CIP-Kurztitelaufnahme der Deutschen Bibliothek

Janicek, Robert:
Mit Patienten richtig reden : Gesprächsführung im Krankenhaus / Robert Janicek. – Melsungen : Bibliomed, 1985

ISBN 3-921958-38-5

Printed in Germany by Werbedruck KG H. Schreckhase, Spangenberg.

ISBN 3-921958-38-5

Absolutismus
Freiherr v. Stein

Vorwort

Als die ersten Krankenhäuser gebaut wurden, herrschte in Deutschland das Zeitalter des Absolutismus. Es war dadurch charakterisiert, daß vom Herrschenden befohlen wurde und der Untertan zu gehorchen hatte. Gespräche, um den anderen zu überzeugen oder zu Handlungen zu motivieren, fanden kaum statt. Der damals verhältnismäßig ungebildete Untertan hatte nicht zu denken und Gedanken auszusprechen, sondern Befehle auszuführen. Diese absolutistische Einstellung übertrug sich auf alle Lebensbereiche, auf das Handwerk, auf die Landwirtschaft bis hin zur Familie. Es herrschte diese Führungsform auch in vielen christlichen Orden. Ganz besonders stark ausgeprägt war dieser Lebensstil beim Militär. In den Krankenhäusern (Lazarette und Spitäler) wurde ebenfalls die Denkweise des Absolutismus übernommen. Der damalige Patient war auch nicht gewohnt, daß Gespräche mit ihm geführt wurden. Er war gewohnt zu gehorchen. Im Laufe des vergangenen Jahrhunderts wurde der Stil des Absolutismus Schritt für Schritt in Frage gestellt. Dies begann am Anfang des vorigen Jahrhunderts mit den Reformen des Freiherrn vom Stein. Es gab um die Mitte des vergangenen Jahrhunderts die ersten Verfassungen, die allgemeine Schulpflicht hob den Bildungsstand des Volkes, die aufkommende Industrialisierung und eine Reihe weiterer Faktoren stellten das Zeitalter des Absolutismus in Frage.

Aber eine Denkweise, die in vier Jahrhunderten eingeübt wurde, läßt sich nicht, wenn keine anderen Leitbilder vorhanden sind, über Nacht ausräumen. 1945 brachte eine geistige Wende. Die Deutschen hatten 1945 den Krieg verloren. Ihnen wurden durch die Siegermächte, vor allem durch die Amerikaner, demokratische Lebensformen nahegebracht. Gespräch und Demokratie sind unabdinglich miteinander verbunden. Gesprächsführung begann an Bedeutung zu gewinnen. Das demokratische Denken führte dazu, daß die neue Denkungsart die alten Leitbilder verdrängte. Der heutige Mensch läßt sich nicht gern etwas befehlen, sondern er will überzeugt und durch das Gespräch zu Handlungen motiviert werden. Der geistige Umbruch brachte eine andere Lebenseinstellung mit sich.

Auch im Krankenhaus fand und findet dieser geistige Umbruch statt. Die Leitung eines Krankenhauses erfolgt heute nicht mehr durch eine Einzelperson, sondern durch ein Gremium (Leiter des ärztlichen Dienstes, Leiter der Verwaltung, Pflegedienstleitung). Drei Personen müssen Gespräche führen, bevor Entscheidungen getroffen werden. Die Einführung der Kostenstellenrechnung in den Krankenhäusern und damit in weiterer Folge die Einführung von kostenverantwortlichen Personen zwingt zu einem Umdenken und Gesprächen mit den Kostenverantwortlichen. Die Stellung des Arztes hat sich verändert. Der Arzt wird immer mehr zum Partner des Patienten. Es wird von ärztlicher Seite immer mehr die Mitarbeit des Patienten an seiner Genesung gefordert. Einem Partner kann man nicht befehlen, man muß mit ihm sprechen, man muß ihn überzeugen.

Auch die Stellung des Pflegepersonals hat sich geändert. Früher kam die Krankenschwester oft aus dem geistlichen Stande und hatte keine privaten Verpflichtungen. Heute wird der Pflegeberuf vielfach von Frauen und Männern ausgeübt, die Familie haben und es nicht gewohnt sind, sich bedingungslos jedem Befehl unterzuordnen. Ohne Gespräch ist eine Zusammenarbeit zwischen Kollegen und mit Vorgesetzten nicht mehr denkbar. Das Gespräch der Krankenhausmitarbeiter untereinander und auch mit den Patienten, beziehungsweise dessen Angehörigen, nimmt einen immer weiteren Raum ein. Der Patient ist eben nicht mehr bloß das „Krankengut", sondern er ist ein selbstbewußter Mensch, auch wenn er sich in einer besonderen Situation befindet. Natürlich ist er gegenüber Ärzten und Pflegepersonal in einer schwächeren Position, aber er hat den Unterschied zwischen Befehlen und Überzeugen schon an seinem Arbeitsplatz kennengelernt. Er ist es gewohnt, Gespräche zu führen und nicht blindlings zu gehorchen. Gespräche werden oft deshalb geführt, um beim Patienten oder dessen Angehörigen bestimmte Verhaltensweisen zum Wohle des Patienten zu erreichen. Wir selbst wissen, daß uns das manchmal gelingt, manchmal nicht. Dieses Buch soll eine Hilfe sein, die Anzahl der erfolgreich geführten Gespräche zu erhöhen. Natürlich gelten die hier aufgezeigten Gesprächsverhaltensweisen und -techniken auch sinngemäß für Gespräche, die man im Privatleben führt. Schulen und Hochschulen bilden fachlich hervorragend geschulte Kräfte aus, aber leider geben nur wenige ihren Schülern Überlegungen zu Fragen der Gesprächsführung mit. Ich bedanke mich bei denjenigen, die mir durch ihre fachlichen Anregungen beim Schreiben dieses Buches geholfen haben.

Inhaltsverzeichnis

Seite

Vorwort

Einführung 9

Der Kontakt im Gespräch 12

Gefühl und Verstand 15

Das evolutionsbedingte Verhalten von Menschen 18

Bedürfnisse des Menschen 22
Physiologische Bedürfnisse 23
Spielbedürfnisse zum Erlernen und Trainieren 24
Erkundungsbedürfnisse 27
Sicherheitsbedürfnisse 30
Soziale Bedürfnisse 32
Bedürfnis nach Lebensfreude 39
Bedürfnis nach eigenem Territorium bzw. Revier 40
Machtbedürfnis 42
Geltungsbedürfnis 45
Bedürfnis nach Individualität 48
Bedürfnis nach Orientierung 50
Bedürfnis nach Beute 52

Die Körpersprache 57

Die Frage und die Technik ihrer Anwendung 78
Was können Fragen bewirken? (incl. Fragekatalog) 79
Formen der Frage 97
Die Berichtsfrage 97
Die Meinungsfrage 97
Die Entscheidungsfrage 100
Die Alternativfrage 100
Die Suggestivfrage 102
Die Ergründungsfrage 102
Die Rechtfertigungsfrage 103
Die provokatorische Behauptung als Frage 105
Die Pausenfrage 106

	Seite
Weiteres zur Fragetechnik	107
Begründung von Fragen	108
Die Information für den Gesprächspartner	111
Schwer bis nicht verständliche Art der Information	111
Information auf leicht verständliche Art	114
Argumentation	118
Die Nutzenargumentation	118
Der Argumentationskatalog	123
Gegenargumente	125
Gründe für Gegenargumente	125
Die Reaktion auf Gegenargumente	126
Einwände und Vorwände	127
Das Eingehen auf Gegenargumente	129
Formen der Entkräftung von Gegenargumenten	131
Befehls- oder Belehrungsmethode	131
Ja-aber-Taktik	131
Ergänzungsmethode	132
Fragemethode	133
Beispielmethode	133
Liste zur Entkräftung von Gegenargumenten	133
Die Abschlußphase	139
Gesprächsziel wird nicht erreicht	139
Gesprächsziel wird erreicht	140
Schlußwort	143

Einführung

Die Tür des Krankenhauses schließt sich hinter dem neu hinzugekommenen Patienten. Von diesem Augenblick an ist er nicht mehr der Mensch, der er vorher war. Es ist nicht allein das Bewußtsein, krank, oft ernsthaft krank, zu sein, sondern es kommen völlig neue Lebensumstände auf ihn zu. Es ist die ungewohnte Umgebung, die beängstigt, die Frage, was wird mit mir geschehen, der ungewohnte Lebensrhythmus, der ihn erwartet, die Tatsache, daß er plötzlich mit fremden Personen in einem Zimmer liegen muß. Der Patient, der vielleicht draußen etwas zu sagen hatte, sei es in der Firma, sei es im Rahmen der Familie, muß sich plötzlich unterordnen, ja zum Teil sogar entmündigen lassen.

Der Patient ist auch seelisch nicht auf die Situation im Krankenhaus vorbereitet. Für den Menschen, der bisher gesund war, bestand keine Notwendigkeit, sich im Geiste mit der Situation als Patient eines Krankenhauses näher zu beschäftigen. Sicher wird er vorher schon jemanden im Krankenhaus besucht haben. Dem wird er wahrscheinlich Blumen, ein gutes Buch oder etwas anderes mitgebracht haben. Er hatte damit seiner Pflicht Genüge getan. Mit größter Wahrscheinlichkeit hat er aber den Gedanken, selbst einmal im Krankenhaus liegen zu müssen, verdrängt.

Er befindet sich plötzlich und unvorbereitet in einer völlig fremden Umwelt. Er hat vielleicht auch Ängste, über die er nicht spricht: „Werden sie mir Schmerzen zufügen?" – „Werde ich operiert werden müssen?" – „Werde ich aus der Narkose wieder aufwachen?" – „Werde ich wieder ganz gesund werden?" – „Werde ich wieder arbeiten können?" – „Werde ich meinen Arbeitsplatz behalten?" – „Werde ich für meine Familie wieder voll tauglich sein?" – „Werde ich überhaupt hier wieder herauskommen?" Zu dem psychischen Druck, den die Krankheit verursacht, kommt also auch die Angst vor dem, was auf ihn zukommen wird, hinzu.

Auch später, wenn der Patient sich an die Krankenhausatmosphäre gewöhnt hat, ist die Ausnahmesituation für ihn noch immer vorhanden. Vielleicht war er in den „Reparaturbetrieb Krankenhaus" hereingekommen mit der Hoffnung, daß sein kleines „Wehwehchen" hier bald wieder in Ordnung gebracht werden würde und ist in dieser Hinsicht sogar schockierend enttäuscht worden. Er hat den ganzen Tag Zeit, über sich und sein Schicksal nachzugrübeln. „Warum muß ausgerechnet ich diese Krankheit haben?" – „Hätte ich doch bloß dies oder jenes getan oder nicht gemacht, vielleicht wäre mir dann die Krankheit erspart geblieben." Der Patient hat ja nur das eine Leben, den einen Körper, der nun krank ist. Und es ist ihm sicher kein Trost, daß das Schicksal bei anderen vielleicht noch härter zugeschlagen hat.

Auch das Verhältnis der Patienten untereinander kann problematisch werden. Der Patient lebt ja nun gezwungenermaßen mit anderen Menschen in einem engen Raum zusammen. Im Privatleben konnte er sich den Personenkreis seiner Umgebung aussuchen, hier nicht. Vielleicht wird er manche seiner Zimmergenossen nett und sympathisch finden, aber ebenso kann es sein, daß andere Mitpatienten ihm „auf den Wecker fallen", was zu einer weiteren seelischen Belastung des Patienten führt.

Nun besteht ein Mensch ja nicht nur aus einem Körper, sondern er hat auch eine Seele. Und wir wissen heute, daß körperliche und seelische Vorgänge sehr eng miteinander verzahnt sind. Das Krankenhaus kann also nicht nur ein „Reparaturbetrieb" für den Körper sein. Wenn unser Auto nicht funktioniert, so geben wir es in die Werkstätte und bekommen es nachher heil wieder zurück. Ob der Mechaniker für das Auto während der Reparatur nette Worte, häßliche oder keine findet, ist für den Reparaturerfolg unbedeutend. Nicht so im Krankenhaus.

Die Interaktionen (zwischenmenschlichen Beziehungen), die zwischen dem Patienten und dem ihn umgebenden Personenkreis ablaufen, stellen für das seelische Wohlbefinden, die Bereitschaft zur Mitarbeit an seiner Genesung und somit auch **für den Heilerfolg des Patienten einen wesentlichen Faktor dar.**

Der Mediziner und das Pflegepersonal haben eine hervorragende Ausbildung genossen. Aber wie intensiv hat man sich dabei mit Fragen der Interaktion befaßt?

Auch durch den Patienten wird der ihn umgebende Personenkreis im Gespräch oft vor schwierige Situationen gestellt. Wie soll sich dieser Personenkreis verhalten, wenn der Patient die ärztlichen Anordnungen nicht befolgt? Was soll die Schwester antworten, wenn ein beinamputierter Patient, den Zweifel plagen, fragt: „Schwester, glauben Sie, daß mich meine Frau auch mit einem Bein auch noch mögen wird?" Wie soll der Arzt, die Schwester oder der Pfleger den Angehörigen klarmamachen, daß der Patient mit dem apoplektischen Insult vielleicht doch im Kreis der Familie am besten aufgehoben ist? Was soll geantwortet werden, wenn der Patient fragt: „Werde ich Weihnachten noch mit meinen Enkelkindern feiern können?" Mit welchen Worten soll dem Patienten die Durchführung einer Chemotherapie empfohlen werden? Wie soll ein Patient vorsichtig darauf hingewiesen werden, vielleicht doch sein Testament zu machen?

All diese Fragen treten in der Praxis auf. Kaum ein Lehrbuch und eine Vorlesung bereiten den Mitarbeiter des ärztlichen oder des Pflegedienstes darauf vor, solche Gespräche zu führen. Natürlich gibt es für die Gesprächsführung keine „Patentrezepte". Aber vielleicht kann dieses Buch den Leser veranlassen, sich Gedanken über das Gespräch mit Patienten und deren Angehörigen zu machen und so eine Hilfe bei der Interaktion mit Patienten und deren Angehörigen bringen.

Von keiner Ärztin, von keinem Arzt, von keiner Schwester und von keinem Pfleger kann man erwarten, daß sie sich generell mit den Leiden und Nöten des Patienten identifizieren. Würden sie dies tun, so wären sie psychisch bald nicht mehr in der Lage, ihren Beruf auszuüben. Der Patient muß in den meisten Fällen für den ihn umgebenden Personenkreis letztlich ein „Fall" sein. Die Frage ist nur, ob der Patient dieses „Fall-sein" auch fühlt und zu spüren bekommt oder ob ihm das Gefühl gegeben werden kann: „Hier sind Menschen, die mir helfen wollen, die mir, dem Herrn Müller, wohlgesonnen sind und die ich bei dieser Hilfeleistung gern in ihren Bemühungen um Erfolg unterstütze."

Vielleicht sollen wir uns erst einmal Klarheit darüber verschaffen, welche Ereignisse sich abspielen, wenn Menschen Gespräche miteinander führen. Danach wollen wir sehen, wie diese Ereignisse sich in den Gesprächen zwischen Krankenhausmitarbeitern und Patienten bzw. deren Angehörigen auswirken. Vielleicht werden uns dabei auch Aspekte klar, unter denen wir bisher das Gespräch nie bewußt betrachtet haben.

Zum besseren Verständnis sind im Nachfolgenden nicht nur Beispiele aus dem Krankenhausbereich, sondern auch Beispiele aus dem Alltagsleben angeführt. Der Autor war bemüht, dieses Buch möglichst in allgemeinverständlicher Umgangssprache zu schreiben.

Der Kontakt im Gespräch

Zwischen Menschen, die zusammen sprechen, baut sich ein Kontakt auf. Das Wort „Kontakt" bedeutet Berührung. Hier ist allerdings nicht unbedingt eine Berührung im körperlichen Sinne gemeint, sondern eher eine Berührung der Interessenlage dieser Menschen. Wie das Wort „Interessenlage" schon aussagt, ist darin die Lage der Interessen eines Menschen beinhaltet, zum Beispiel das, was er sich wünscht, was er haben möchte, was er ablehnt, was er befürchtet, was er liebt, was er anstrebt, was er verabscheut usw.

Der Begriff „Kontakt" (also das Berühren der Interessenlage des Gesprächspartners) wird in den meisten Fällen in positiver Form interpretiert. Dies muß aber durchaus nicht immer der Fall sein. Es gibt auch eine negative Form des Kontaktes, das heißt, die Interessenlage des Gesprächspartners wird negativ berührt.

Herr A hat Krach mit seinem Kollegen Herrn B. Herr A versucht, Herrn B zu ärgern, und Herr B versucht, Herrn A zu ärgern. Die beiden Herren versuchen also gegenseitig, ihre Interessenlagen negativ zu berühren.

Gespräche, die Menschen führen, können (a) unter dem Blickpunkt der rein sozialen Kontaktpflege verlaufen (z. B. Kaffeekränzchen, Stammtischgespräche, Klönen mit dem Nachbarn), oder sie können (b) dazu dienen, ein bestimmtes Verhalten, bestimmte Handlungen oder Entscheidungen des Gesprächspartners herbeizuführen. Beide Arten von Gesprächen wird der Mitarbeiter des Krankenhauses in erster Linie mit Patienten, aber auch mit deren Angehörigen zu führen haben. Bei Gesprächen der zweiten Art wird eine Interessenlage im sachlichen Bereich angesprochen. Wir wollen diesen Bereich der Einfachheit halber so bezeichnen und darin all das einordnen, was wir sachlich vom Gesprächspartner wollen, also z. B. ein bestimmtes Verhalten, bestimmte Entscheidungen, zu denen wir ihn veranlassen wollen, wobei dieses Verhalten und auch diese Entscheidungen natürlich auch meist die Person des Gesprächspartners betreffen. Natürlich kann auch in diesem Bereich die Interessenlage eines Menschen positiv oder negativ berührt werden.

Das Berühren der Interessenlage im persönlichen Bereich stellt einfach die Situation dar, wie die Menschen als Personen aufeinander reagieren. Wenn Herr A die Interessenlage im persönlichen Bereich des Herrn B positiv berührt und es würde jemand Herrn B fragen: „Wie finden Sie den Herrn A?", so würde Herr B wahrscheinlich antworten: „Herr A ist ein netter Mensch." Es kann natürlich auch passieren, daß während ein und desselben Gespräches in einem Bereich die Interessenlage des Gesprächspartners positiv berührt wird, im anderen negativ.

Der Arzt empfiehlt dem Patienten, der ein sehr starker und leidenschaftlicher Raucher ist, den Zigarettenkonsum einzuschränken.

Nehmen wir an, daß der Arzt persönlich, der dem Patienten zu einem verminderten Zigarettenkonsum rät, vom Patienten als nett und sympathisch empfunden wird. Dann berührt er also im persönlichen Bereich die Interessenlage des Patienten positiv, im sachlichen Bereich, durch die Forderung, weniger zu rauchen, negativ.

Es wird manchmal auch der umgekehrte Fall eintreten, daß die Interessenlage im persönlichen Bereich negativ und im sachlichen Bereich positiv berührt wird.

Ein Patient mit zu niedrigem Blutdruck trinkt gern Kaffee. Er fragt den Arzt, der ihm persönlich nicht sehr sympathisch ist (seine Interessenlage im persönlichen Bereich ist negativ berührt), ob er denn weiterhin seinen geliebten Kaffee trinken dürfe. „Selbstverständlich", sagt der Arzt. Er berührt damit im sachlichen Bereich die Interessenlage des Patienten positiv.

In der Theorie lassen sich die Interessenlagen im sachlichen Bereich und die Interessenlagen im persönlichen Bereich sehr scharf trennen. In der Praxis ist dies nicht immer so einfach. Die beiden Bereiche können sich überlagern und färben bis zu einem gewissen Grad aufeinander ab. Versucht man, das Verhältnis dieser beiden Interessenlagen zueinander in Form einer Gleichung darzustellen, so kann man sagen:

Kontakt im persönlichen Bereich
\+ **Kontakt im sachlichen Bereich**
= **Summe des Kontaktes**

Diese Gleichung läßt sich natürlich nicht in exakten Zahlen ausdrükken, da der Grad des Kontaktes nicht in Zahlen meßbar ist. Sie soll das Zusammenspiel dieser beiden Kontaktbereiche symbolisieren, aber sie spricht einen wichtigen Punkt an: Wenn ich das Ziel meines Gespräches erreichen will, muß die Summe des Kontaktes, die ich beim Gesprächspartner erzeuge, entsprechend hoch oder entsprechend groß sein.

Daraus ergibt sich, daß ich umso größere Chancen habe, das Ziel meines Gespräches zu erreichen, je größer der Kontakt im persönlichen Bereich ist, besonders dann, wenn ich mit der Sache, um die es geht, die Interessenlage des Gesprächspartners negativ berühren muß. Wenn der Kontakt im persönlichen Bereich entsprechend groß ist, wird vielleicht der Gesprächspartner, obwohl ich mit meinem sachlichen Anliegen seine Interessenlage negativ berühre, doch noch das machen, was ich von ihm möchte. Das heißt, ich werde das Ziel meines Gespräches erreichen, auch wenn es der Gesprächspartner „nur mir zu Gefallen" tut. Wir alle wissen, daß man „einem sympathischen Menschen zuliebe", also jemandem, der es verstanden hat, im persönlichen Bereich einen positiven Kontakt herzustellen, eher etwas zu Gefallen macht, was einem selbst nicht ganz paßt, als einem unsympathischen Menschen. Natürlich wird dies Grenzen haben, vor allem bei Personen, die nicht oder nur teilweise Herr ihrer Sinne und Handlungen sind (z. B. Rauschgiftsüchtige, psychisch Gestörte usw.).

Wir sehen also, daß ein guter Kontakt im persönlichen Bereich eine wesentliche Voraussetzung zur Erreichung des Gesprächszieles ist, insbesondere dann, wenn die Interessenlage im sachlichen Bereich des Gesprächspartners negativ berührt werden muß.

Es fällt Menschen meist sehr schwer, genau zu definieren, aus welchem Grunde sie andere Menschen mögen (die Interessenlage im persönlichen Bereich positiv berühren). Sicher lassen sich einzelne Kriterien, wie Freundlichkeit, Eingehen auf die Probleme des anderen, gemeinsame Hobbies usw. nennen, aber es würde doch den meisten Menschen sehr schwer fallen, eine Liste von rational erfaßbaren Kriterien aufzustellen, weshalb man den einen Mitmenschen mag und den anderen nicht. Im Grunde genommen ist es doch so, daß wir sehr stark aus unserem Gefühl (unserer „emotio") heraus Sympathie oder Antipathie gegenüber unseren Mitmenschen entwickeln.

Gefühl und Verstand

Alle Handlungen und Entscheidungen, die der Mensch trifft, sind zum Teil vom Gefühl (emotio) und zum Teil vom Verstand (ratio) her bestimmt. Fragt man einen Menschen: „Wieweit ist Ihr Handeln vom Gefühl her und wieweit vom Verstand her bestimmt?", so erhält man, gerade vom intelligenten Menschen, oft die Antwort: „Selbstverständlich ist mein Handeln weitgehend vom Verstand her bestimmt." Ist das wirklich so, oder erscheint uns das nur so?

Der Mensch ist sich meist darüber gar nicht im klaren, daß sein Handeln weit mehr vom Gefühl her bestimmt ist als ihm bewußt wird. Unser Gefühl ist das Wollen, das treibende Element. Unser Verstand, unsere Vernunft ist das durchführende Instrument dafür.

Das Wort „emotio" kommt vom lateinischen Wort „movere". Movere heißt bewegen, das heißt, unser Gefühl, unsere emotio, ist das uns zu Handlungen Bewegende. Den Menschen gelingt es, kraft ihrer ratio, technische Höchstleistungen zu vollbringen, wie auf dem Mond zu landen und Computer zu bauen. Hierzu ist das Wollen vorhanden und das durchführende Instrument, die ratio, wird dazu erfolgreich eingesetzt. Es gelingt den Menschen nicht, auf der Erde dauernden Frieden zu stiften, weil zu starke Emotionen dagegenstehen.

Dem Menschen selbst scheint es so, als wäre sein Handeln weit mehr durch die ratio bestimmt als durch die emotio. Das kommt daher, daß wir Handlungen, die wir gefühlsmäßig wollen, vor uns selbst verstandesgemäß untermauern. Man nennt dies das Rationalisieren von Emotionen. Im Grunde genommen ist es nichts anderes als der Versuch, das, was wir gefühlsmäßig wollen, vor uns selbst verstandesmäßig zu rechtfertigen.

Übertragen wir diese Überlegungen auf den Bereich der Gesprächsführung. Unterstellen wir, daß Herr A und Herr B den Herren C zu einer bestimmten Handlung veranlassen wollen. Unterstellen wir weiter, beide hätten sich die gleiche Argumentation dafür aufgebaut. Herr A wirkt auf Herrn C als netter, sympathischer Mensch (er hat es verstanden, im persönlichen Bereich einen positiven Kontakt herzustellen). Herr B wirkt auf ihn unsympathisch (er hat im persönlichen Bereich einen negativen Kontakt hergestellt). Fast jede Argumentation, mit der man konfrontiert wird, ruft eine kritische Betrachtung und damit zumeist auch Gegenargumente hervor. Untersuchen wir erst einmal den Fall mit Herrn A:

Herr C mag Herrn A. Vermutlich wird er die Argumente, die für seine Angelegenheit sprechen, sehr stark positiv bewerten und die Argumente, die gegen seine Sache sprechen, weniger stark gewichten. Herr C mag Herrn B nicht. Vermutlich wird hier die Gewichtung der Argumente umgekehrt liegen (siehe Abbildung).

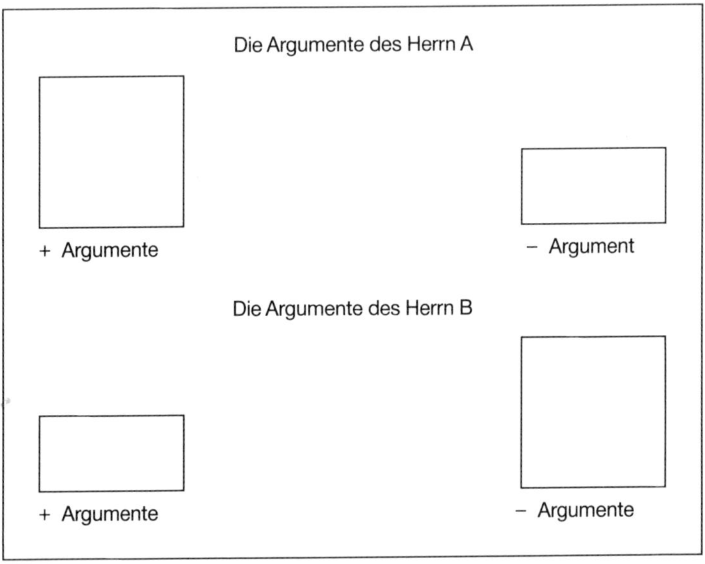

Unterstellen wir einen weiteren Fall: Herr A ist bei Herrn C zu Gast. Als er aus einem Glas trinken will, rutscht es ihm aus der Hand und zerbricht am Boden. Wie wird sich Herr C verhalten? Vermutlich wird er den Vorfall herunterspielen und sagen: „Naja, ist doch nicht so schlimm, hätte mir ja auch passieren können." Unterstellen wir, der gleiche Vorgang hätte sich mit dem wenig beliebten Herrn B abgespielt. Wie hätte sich Herr C verhalten? Wahrscheinlich hätte er nachträglich zu seiner Frau gesagt: „Diesem Tölpel kann man nicht mal ein Glas in die Hand geben."

Oder was wäre passiert, wenn Herr A und Herr B aus eigenem Verschulden einen Verkehrsunfall verursacht hätten? Wahrscheinlich hätte im Fall des Herrn A Herr C nach dem Verkehrsunfall etwa so geurteilt: „Die ganze Angelegenheit ist ja nicht so schlimm. Schließlich kann das heutzutage jedem einmal passieren. Es hätte mir genauso passieren können." Bei Herrn B wäre wahrscheinlich das Urteil von Herrn C anders ausgefallen: „Der Kerl fährt ja auch wie ein Verrückter. Bei dessen Fahrweise hat ja mal etwas passieren müssen."

Herr A und Herr B haben im Prinzip die gleichen Handlungen vollzogen. Diese sind allerdings unter dem Aspekt des persönlichen Kontaktes von Herrn C unterschiedlich beurteilt worden (Wenn zwei das Gleiche tun, ist es nicht dasselbe).

Von diesem Beispiel dürfen wir uns aber nicht zu dem Gedanken verleiten lassen, daß der Erfolg einer Argumentation sich rein im gefühlsmäßigen Feld der Sympathie oder Antipathie abspielt. Aber wenn wir jemand etwas glauben wollen, so würden wir das eher tun, wenn er uns sympathisch ist, als wenn wir ihn nicht mögen. Dies trifft besonders dann zu, wenn der Gesprächspartner von der Sache selbst nicht allzuviel versteht. Und wie wenige unserer Gesprächspartner verstehen tatsächlich etwas vom medizinischen Bereich! Wir können also daraus ableiten, daß es sehr stark von unserem Verhalten abhängt, ob uns unsere Gesprächspartner unsere Argumente abnehmen oder nicht.

Nun sind wir an dem Punkt angelangt, bei dem wir uns Gedanken machen müssen, welches Verhalten von Menschen als kontaktpositiv und welches Verhalten als kontaktnegativ im persönlichen Bereich empfunden wird. Wir wollen hier zum besseren Verständnis ein wenig weiter ausholen.

Das evolutionsbedingte Verhalten von Menschen

Wodurch ist menschliches Verhalten überhaupt bedingt? Hierfür sind in erster Linie zwei Faktoren maßgeblich: Veranlagung und Umwelteinflüsse. Wenn ein Mensch geboren wird, besteht er vorerst aus einem Bündel von Veranlagungen, auf das die Umwelteinflüsse nunmehr einwirken. Durch diese Einwirkungen werden bestimmte Veranlagungen gefördert, andere wieder zurückgedrängt. Umwelteinflüsse sind zum Beispiel: Erziehung, Elternhaus, Schule, Freundeskreis, Fernsehen, Zeitungen, Bürokollegen, kurzum alles, was auf den Menschen von außen einwirkt.

Über eines müssen wir uns dabei im klaren sein: Umwelteinflüsse können nur dort und in dem Grad wirksam werden, wo und insoweit Veranlagungen vorhanden sind.

Dazu ein Beispiel aus dem körperlichen Bereich: Ein Mensch wird geboren mit einem robusten Körper, einer guten Konstitution, einer großen Lunge und langen Beinen. Wirkt auf diesen Menschen der Umweltfaktor Lauftraining ein, so kann aus ihm ein hervorragender Läufer werden. Wirkt der Umweltfaktor Lauftraining nicht auf ihn ein, so wird er vermutlich kein großartiger Läufer werden. Ein anderer Mensch wird geboren, klein, zarte Konstitution, kleine Lunge, kurze Beine. Wirkt auf ihn der Umweltfaktor Lauftraining ein, so wird er es wahrscheinlich trotzdem niemals zu der Meisterschaft bringen, wie der Erstgenannte unter den gleichen Voraussetzungen. Wahrscheinlich wird er aber immer noch besser laufen können als das Läufertalent, das nicht trainiert. Dieses Beispiel aus dem körperlichen Bereich läßt sich natürlich auch auf den psychischen, den seelischen Bereich übertragen.

Wir sehen also, daß die Veranlagung ein sehr wichtiger, aber nicht der einzig ausschlaggebende Faktor ist. Auch Schiller und Goethe wurden nicht zu Dichtern erzogen, Beethoven hat seinen Ideenreichtum in der Musik nicht durch Umwelteinflüsse erworben, sondern es waren zweifellos entsprechend geniale Anlagen vorhanden. Ähnlich ist es auch im Bereich der Verhaltensweisen. Unsere Anlagen (oder Veranlagungen) haben wir von unseren Vorfahren geerbt, diese wiederum von ihren Vorfahren usw. Wir wollen die Anlage der menschlichen Verhaltensweisen einmal etwas näher unter die Lupe nehmen. Wann, wie und wodurch sind unsere Veranlagungen, die wir heute haben, entstanden?

Der Grundstock zu unserer heutigen Veranlagung wurde eigentlich zu dem Zeitpunkt gelegt, als auf unserem Planeten das Leben entstand. Die Gelehrten sind sich bis heute noch nicht ganz einig darüber, wann dies war. Die Schätzungen lagen früher bei 1,1 Milliarde Jahren, nach den neusten Erkenntnissen ist dies 3,5-4 Milliarden Jahre her. Vor dieser endlos langen Zeit ist auf unserem Planeten das Leben entstanden. Das Leben ist gegenüber der toten Materie in erster Linie dadurch charakterisiert, daß es in der Lage ist, sich in seinen Nachfahren selbst zu reproduzieren. Das heißt, Menschen zeugen Menschen, Lindenbäume zeugen Lindenbäume, Karpfen wieder Karpfen. Allerdings muß man hier bereits einige Einschränkungen machen. Es kann, aus welchen Gründen auch immer, dazu kommen, daß sogenannte Mutationen (vom lateinischen Wort mutare = verändern), Veränderungen der Erbanlagen, auftreten. Der Fall kommt selten vor, aber er kommt vor. Denken wir zum Beispiel daran, daß Grippeviren sich in einigen Jahren verändern können und somit plötzliche Krankheitserreger vorhanden sind, gegen die wir keinerlei Impfstoffe haben.

Eine Mutation ist eine Veränderung, die in die Erbmasse eingeht. Das heißt, die DNS (Desoxyribonukleinsäure) steuert das Wachstum der Zellen nunmehr zu einem anderen Aufbau. Vergleichen wir die Entwicklung und das Wachstum der Arten durch Mutationen mit dem Wachstum einer Pflanze. Wenn wir sie jeden Tag betrachten, merken wir gegenüber dem Vortag nicht, daß sie gewachsen ist, zu winzig ist ihr Zuwachs. Wenn wir aber nach längerer Zeit hinsehen, bemerken wir doch, daß die Pflanze größer geworden ist.

Die Mutationen, die die Natur hervorbringt, sind nicht nach einem bestimmten System gesteuert, sondern sie folgen dem Gesetz des Zufalls. So kommt es, daß Mutationen entstehen, die, bezogen auf die jeweiligen Umweltverhältnisse, höhere Lebens- oder Überlebenschancen haben oder geringere. Die Lebewesen mit den geringeren Lebenschancen werden vermutlich über kurz oder lang aussterben, die mit den höheren Lebenschancen werden sich eher durchsetzen. Diesen Prozeß nennt man Selektionsprozeß (= Auswahlprozeß). Das heißt, die Auswahl erfolgt durch die Natur so, daß Lebewesen, die aufgrund ihres Aufbaus höhere Lebenschancen haben, überleben. Andere, die aufgrund ihres Aufbaus geringere Lebenschancen haben, scheiden aus dem Lebensstrom wieder aus. Die gegenwärtigen Endprodukte dieses Prozesses sind der Mensch und die anderen Lebewesen auf unserem Planeten.

Der Prozeß von Mutation und Selektion hat eine Vielzahl von Grundmustern von Lebewesen geschaffen, darunter auch das Grundmuster Mensch. Dieses Grundmuster kann natürlich sehr stark variieren. Der eine ist groß, der andere ist klein, der eine ist blond, der andere ist schwarz, der eine ist dick, der andere ist dünn. Aber das Grundmuster ist immer noch erkennbar.

Genauso wie das Grundmuster Mensch im körperlichen Bereich entstanden ist, ist auch das Grundmuster Mensch im seelischen Bereich entstanden. Das heißt, der Mensch muß auch bestimmte Verhaltensweisen entwickeln, um überleben zu können. Von Relikten dieses Entwicklungsprozesses wird das Verhalten des Menschen noch heute beeinflußt.

Stellen wir uns selbst ein paar Fragen: „Warum wollen wir leben?" – „Warum arbeiten wir?" – „Warum machen wir Urlaub?" – „Warum haben wir Hobbies?" – „Warum wollen wir eine Wohnung haben?" – „Warum . . .?" Wir haben einfach das Verlangen danach. Das heißt, es sind bestimmte Antriebe (Triebe) in uns vorhanden, die in weiterer Folge in uns eine Reihe von Bedürfnissen erzeugen, die wir gestillt haben möchten. Wird auf diese Bedürfnisse positiv eingegangen oder zumindest ein positives Eingehen darauf in Aussicht gestellt, so berührt das die Interessenlage des Menschen positiv, im umgekehrten Fall negativ.

Wir müssen klar sehen, daß der Mensch nicht im Hinblick auf unser heutiges technisches Zeitalter, das ja erst wenige Generationen währt, geschaffen worden ist, sondern daß er durch Jahrmillionen als Jäger und Sammler gelebt hat und in seinem Grundmuster als solcher programmiert ist. Diese wenigen Generationen des technischen Zeitalters konnten die Anlagen des Menschen nicht verändern. Es ist noch gar nicht so lange her, daß unsere Vorfahren seßhaft geworden sind. Es gibt Gegenden auf unserer Erde, in denen die Menschen seit 8.000 oder 10.000 Jahren seßhaft sind. Bei uns in Mitteleuropa sind sie erst im großen und ganzen seit 2.500 bis 3.000 Jahren seßhaft. 2.500 bis 3.000 Jahre sind eine kurze Zeit in der Geschichte der Menschheit und entsprechen etwa 100 bis 130 Generationen.

Wir sehen das Leben auf unserer Erde immer nur unter dem Blickpunkt der wenigen Jahre, die wir persönlich sie bewohnen. Wir sind geistig kaum in der Lage, uns vorzustellen, daß es vor wenigen Generationen auf unserer Erde anders ausgesehen hat. Wenn wir zum Beispiel 20 Generationen zurückgehen, befinden wir uns bereits im tiefen Mittelalter, in der Ritterzeit. Und was sind schon 20 Generationen?

Menschen, die in der Lage sind, zu sprechen (nicht nur Laute von sich zu geben, sondern den Luftausstoß so zu formen, daß Worte daraus werden), gibt es erst seit etwa 40.000 oder 50.000 Jahren. Erst die verbale Sprache und damit die Fähigkeit, Informationen in hohem Umfang zu sammeln, sie weiterzugeben, sich die Erfahrungen anderer in höherem Grade nutzbar zu machen, die Entwicklung des abstrakten Denkens durch die verbale Sprache und umgekehrt, haben stark dazu beigetragen, den Menschen in verhältnismäßig kurzer Zeit auf den Stand zu bringen, auf dem er sich heute befindet. Seit etwa 16.000 Jahren (Steinzeit) haben sich die Menschen kaum verändert. Herr Feuerstein dachte, handelte und empfand also schon ähnlich wie wir.

Bedürfnisse des Menschen

Wir wollen jetzt auf die Bedürfnisse des Menschen eingehen, die er im Laufe der Jahrmillionen erworben hat (Mutations- und Selektionsprozeß) und dabei in Erinnerung bringen, daß bereits das in Aussichtstellen einer Bedürfnisbefriedigung die Interessenlage des Gesprächspartners positiv berührt.

Herr A hat Hunger. Herr B sagt zu ihm: „Ich lade Sie zu einem Essen ein." Herr A freut sich, obwohl er das Essen noch nicht im Magen hat. Seine Interessenlage wurde durch das in Aussichtstellen einer Bedürfnisbefriedigung positiv berührt.

Dieser Punkt muß deshalb besonders erwähnt werden, weil viele unserer Argumente, die wir verwenden, dem anderen erst einmal ein positives Eingehen auf seine Interessenlage in Aussicht stellen. Wenn wir ein Auto kaufen wollen, wird uns der Verkäufer sicher das Auto als sparsam, wenig reparaturanfällig, komfortabel usw. schildern, also damit eine positive Erfüllung unserer Bedürfnisse in Aussicht stellen. Dann müssen wir es erst kaufen und bezahlen, danach erst werden wir die effektive Befriedigung unserer Bedürfnisse erleben.

Der Patient, dem eine Genesung und damit Wohlbefinden, volle Leistungsfähigkeit usw. in Aussicht gestellt wird, wird eher bereit sein, eine lästige Diät, gewissermaßen die vorherige Bezahlung dafür, auf sich zu nehmen.

Bedürfnisse, die wir aufgrund unserer Triebe entwickeln, wirken in uns nicht in einem klar überschaubaren Ablauf wie etwa Zahnräder in einer Maschine. Eigentlich ist der Begriff „Bedürfnis" eben nur eine geistige verbale Krücke, um etwas auszudrücken, das in uns vorhanden ist. Bedürfnisse lassen sich nicht klar gegeneinander abgrenzen. Trotzdem wollen wir es auch hier in diesem Buch versuchen, um Denkklarheit in diesem Bereich zu erlangen.

Bedürfnisse können sich gegenseitig verstärken, sie können sich überlagern, sie können aber auch zueinander in Widerspruch treten. Stärkere Bedürfnisse können schwächere unterdrücken. Das heißt, unsere Bedürfnisse haben subjektiv eine bestimmte Wertigkeit. Diese

Wertigkeit ist individuell verschieden und sowohl durch Veranlagung als auch durch Umwelteinflüsse geprägt. Diese Wertigkeit der Bedürfnisse bringt es mit sich, daß wir nicht immer einem vordergründigen Bedürfnis nachgeben, um das uns höherwertig erscheinende Bedürfnis zu befriedigen.

Wenn ein kultivierter Mensch mit noch so großem Hunger zu einem Festessen eingeladen ist, so wird er artig warten, bis sich alle bedient haben und erst dann zu essen beginnen. Er wird sicher nicht das ihm zunächstliegende Stück Braten an sich reißen und in den Mund stopfen, um es zu verschlingen, auch wenn er es gerne so täte. Das Bedürfnis, als Kulturmensch zu gelten, steht bei diesem Menschen in der Wertigkeitsskala höher als das Bedürfnis, den momentanen Hunger zu stillen.

Wahrscheinlich würde ein Wilder aus dem Urwald, der nicht unbedingt das Bedürfnis hat, als Kulturmensch zu gelten, aufgrund einer anderen Wertigkeit seiner Bedürfnisse sich anders verhalten. Obwohl die Bedürfnisse sehr stark verwoben sind, individuell unterschiedlich gewichtet werden, wollen wir doch versuchen, die wichtigsten Bedürfnisse der Menschen aufzuzeigen. Da viele Wissenschaftler, die sich mit diesen Fragen befassen, eine eigene Schematisierung der Bedürfnisse erstellen, wollen wir uns dabei nicht exakt an eine bestimmte Richtung halten. Einzelne der angegebenen Bedürfnisse können auch teilweise andere berühren oder teilweise andere beinhalten.

So werden wir uns nicht starr an der Bedürfnishierarchie von Maslow* oder anderen orientieren.

Physiologische Bedürfnisse

Physiologische Bedürfnisse sind körperliche Bedürfnisse, wie Essen, Trinken, Lebensraum, körperliches Wohlbefinden, Luft usw. Zum Beispiel wird es wenig sinnvoll sein, mit einem Gesprächspartner ein ernsthaftes Gespräch zu führen, während er einen Schmerzanfall hat, hungrig auf das Mittagessen wartet oder müde ist, nur weil ich momentan gerade Zeit habe, dieses Gespräch zu führen. Ganz verfehlt wird es sein, dem Patienten in einer solchen Situation eine „Gardinenpredigt“

* Maslow, Abraham: Psychologie des Seins; Frankfurt 1978. Ders.: Motivation und Persönlichkeit; Freiburg 1978.

zu halten, weil er vielleicht seinen momentanen Schmerzanfall einem eigenen Fehlverhalten zu verdanken hat.

Auch sollten wichtige Gespräche mit dem Patienten oder den Angehörigen nicht „zwischen Tür und Angel" geführt werden, sondern **dem Gesprächspartner sollte die Möglichkeit geboten werden, während dieses Gespräches, soweit es nicht am Krankenbett geführt wird, gemütlich und entspannt zu sitzen.** Ein unbequemer Hocker im Schwesternzimmer als Sitzgelegenheit kommt unseren körperlichen Bedürfnissen sicher nicht entgegen und trägt nicht unbedingt zu einer guten Gesprächsatmosphäre bei.

Spielbedürfnis zum Erlernen und Trainieren

Beobachtet man kleine Kinder, vor allem Jungen, während der Pausen des Schulunterrichts, so wird man häufig sehen, daß sie „Fangen" spielen, sich gegenseitig verhauen oder sonstigen „Unfug", wie es die Erwachsenen nennen, treiben. Das kommt einfach daher, daß in unserem Verhaltensprogramm das Bedürfnis vorhanden ist, den Ernstfall im Spiel zu erlernen und zu trainieren. Damit verbessern wir unsere Erfolgschancen. Und Erfolg will der Mensch haben.

Heute erfolgen die Auseinandersetzungen zwischen den Menschen mehr auf geistiger Ebene. Gehen wir aber einige Generationen zurück, so fanden die Auseinandersetzungen damals eher auf der körperlichen Ebene statt. Das heißt, derjenige, der seinen Gegner besser verhauen konnte, hatte mehr Chancen zu überleben. Diejenigen, die schon als Kinder das Bedürfnis hatten, den Ernstfall im Spiel zu trainieren, hatten später zweifellos die besseren Chancen. (Auch junge Tiere, wie beispielsweise junge Katzen oder Hunde, balgen sich bereits herum, bevor sie richtig laufen können.) Vorwiegend aus diesem Grunde balgen sich auch die Jungen während der Pausen und freuen sich, wenn sie den anderen „besiegt" haben, das heißt, sie ein Erfolgserlebnis verbuchen können.

Früher bestand der Überlebenskampf in erster Linie darin, zu jagen (selbstverständlich mußte man dabei auch den Erfolg anstreben), mit Raubtieren und Gegnern zu kämpfen (selbstverständlich mußte man dabei Erfolg haben) und im Umhergehen Früchte zu sammeln (selbstverständlich mußte man auch hierbei Erfolge suchen). Diejenigen, die nicht das Bedürfnis hatten, dies alles mit Erfolg zu tun, hatten weniger Überlebenschancen und sind dem Selektionsprozeß zum Opfer gefallen. Mit anderen Worten: Wir sind darauf programmiert, auf Erfolg aus zu sein. Der Erfolgreiche wird bewundert.

Das sehen wir heute noch besonders beim Sport, der letzten Endes zu nichts anderem dienen sollte als der Erbauung und der Fitness. Aber welcher Sport wird heute nicht des Erfolgserlebnisses wegen getrieben! Auch eine Amateur- oder Seniorenmannschaft freut sich mehr, wenn das Fußballspiel gewonnen wird. Wir wissen selbst, wie deprimierend es für die Krankenhausmitarbeiter ist, wenn die Behandlung der Patienten nicht von Erfolg gekrönt ist oder ein Mißerfolg zu erwarten ist.

Ziehen wir daraus unsere Nutzanwendung: Wenn ich dem Gesprächspartner Erfolgserlebnisse zukommen lasse, ihm den Eindruck vermittle, daß er gewonnen hat, oder ihm notfalls eine Rückzugsmöglichkeit ohne einen Gesichtsverlust für ihn eröffne, so berühre sich seine Interessenlage positiv. Wie können wir dem Patienten ein Erfolgserlebnis vermitteln?

Die Schwester mißt dem Patienten Fieber. Sie liest das Thermometer ab, macht ein erfreutes Gesicht und sagt: „Sehen Sie, es wird schon besser. Heute haben Sie nur noch 37,5 Temperatur."

Das kostet die Schwester keine Mühe, sie muß nur rechtzeitig daran denken, es zu tun.

Der Patient konnte zum ersten Mal den Gang allein auf und ab gehen. Die Schwester: „Das ist ja herrlich. Sie sind ja schon wieder richtig zu Kräften gekommen!"

Der Zuckerpatient hat endlich das Aufziehen von Spritzen gelernt. Die Schwester lächelt den Patienten an und sagt: „Sie können ja jetzt schon so gut spritzen wie ich."

Natürlich kann man diese Erfolgserlebnisse den Patienten auch in anderen Bereichen übermitteln.

Das Gegenteil von Erfolgserlebnissen sind sogenannte „Ätscherlebnisse" (Mißerfolgserlebnisse), die dem Gesprächspartner vermittelt werden. Dazu gehört es auch, unbedingt recht behalten zu wollen, eigene Siege auszukosten, dem anderen seine Niederlage so richtig vor

Augen zu führen, ihn um keinen Preis gewinnen zu lassen und auch in Nebensächlichkeiten recht behalten zu wollen. Auch Schadenfreude zu zeigen, bedeutet für den Gesprächspartner ein „Ätscherlebnis".

Die Schwester zum Patienten, dem strengste Bettruhe verordnet worden war und der trotzdem aufgestanden war: „Der Arzt und ich haben Ihnen doch gesagt, daß Sie im Bett liegen bleiben sollen. Gestern sind Sie aufgestanden und heute haben Sie wieder höheres Fieber. Ich habe mit Ihnen kein Mitleid, da sind Sie selber schuld dran."

Auch durch Gedankenlosigkeit können beim Patienten Mißerfolgserlebnisse bewirkt werden.

Schwester zum Patienten: „Na, bei Ihnen will es wohl auch nicht besser werden."

Wenn wir durch unser Verhalten Erfolgserlebnisse haben, so verstärken diese unser Verhalten in dieser Richtung, wir wollen noch mehr davon bekommen.

Der Ehemann sagt zu seiner Frau: „Die Spaghetti, die Du gemacht hast, schmecken wirklich hervorragend." Wetten daß sie ihm in Zukunft mindestens zweimal wöchentlich Spaghetti kocht?

Der Patient muß an der Therapie längere Zeit hindurch mitarbeiten. Erhält er dabei Erfolgserlebnisse vermittelt, so wird diese Mitarbeit auch über einen längeren Zeitraum aufrechterhalten werden können. Wie stark uns Erfolgserlebnisse zu Handlungen motivieren können und Mißerfolgserlebnisse das Gegenteil bewirken, zeigt das folgende Beispiel auf.

Der Patient macht eine Entfettungskur. Dazu muß er insofern an der Therapie mitarbeiten, daß er unter anderem auf einem Standrad fahren muß. Im Grunde genommen ist das Fahren des Standrades eine langweilige Angelegenheit.

In der ersten Woche der Kur hat der Patient durch den Verlust des Wassers einen guten Gewichtsverlust aufzuweisen. Er hat ein Erfolgserlebnis und strampelt begeistert auf dem Standrad. Danach tritt für einige Tage ein Stillstand bei der Gewichtsabnahme ein. Er hat keine Erfolgserlebnisse, nun macht ihm auch das „blöde Radfahren" keinen Spaß mehr.

Erfolgserlebnisse sollten natürlich nicht nur zu Motivationszwekken eingesetzt werden. Man kann dem Patienten damit auch Freude bereiten.

Erkundungs- und Forschungsbedürfnisse

Jedes in der Natur lebende Wesen muß ständig Informationen über seine Umgebung einholen. „Wo droht Gefahr?" — „Wo finde ich Futter?" — „Wo kann ich mich in Sicherheit ausruhen?" usw. Tut es dieses Lebewesen nicht, sind seine Überlebenschancen nicht sehr groß. Jedes Lebewesen ist auf seine Art neugierig. Auch wir Menschen wollen Informationen haben. Ereignisse, die auf uns zukommen und über die wir nicht informiert sind, beunruhigen uns, auch wenn sie harmloser Natur sind.

Der Patient liegt auf der internen Station und muß zum Verbandwechsel auf die chirurgische Station gebracht werden. Die Schwester kommt herein, beginnt sein Bett herauszuschieben und sagt: „Sie kommen jetzt zum Verbandwechsel." Der Patient ist verängstigt und beunruhigt darüber, was wohl auf ihn zukommen werde.

Die Schwester sagt zum Patienten: „Ich bringe Sie jetzt zum Verbandwechsel. Der ist an sich ganz harmlos und tut nicht weh. Der Arzt nimmt nur den alten Verband ab, reinigt die Wunde ein wenig und legt Ihnen einen neuen Verband an. Das geht ganz schnell, und Sie spüren kaum etwas davon. In ein paar Minuten sind Sie wieder mit Ihrem neuen Verband im Zimmer."

Die Schwester kommt mit der Spritze zum Patienten und sagt: „Machen Sie den Arm frei." Der Patient erfährt nicht, weshalb er eine Spritze bekommt, wie diese wirken soll usw.

Kann die Schwester, während sie spritzt (kein Zeitverlust) nicht sagen: „Ich spritze Ihnen jetzt X. Das hat der Herr Doktor für Sie verordnet. Es wird Ihnen helfen und Sie werden sich nachher viel besser fühlen."?

Bei der Visite sprechen Ärzte und Schwestern in ihrer Fachsprache. Der Patient merkt natürlich, daß über ihn gesprochen wird, versteht aber nicht den Inhalt, bekommt also keine Information, die ihn in diesem Fall besonders interessiert hätte.

Ein Spaßvogel schlug deshalb einmal einem Verwaltungsleiter vor: „Können Sie nicht einen Arzt einstellen, der nach der Visite zu den Patienten geht und sie darüber informiert, was über sie gesprochen wurde?"

Besonders einen Patienten, der zum ersten Mal mit Geräten, Apparaten und Maschinen in Berührung kommt, sollte man informieren, was hier vor sich geht. Vielleicht hat er Angst, wenn er zum ersten Mal an ein EKG-Gerät angeschlossen wird, daß er elektrisiert werden könnte. Vielleicht bekommt er Angst, wenn er zum ersten Mal geröntgt wird. **Wenn man ihn durch Informationen darauf vorbereitet, was ihn erwartet, wird er wahrscheinlich die Prozedur ruhiger über sich ergehen lassen.** Die Nichtinformation erfolgt ja nicht aus Boshaftigkeit, sondern weil vielleicht die Schwester, der Pfleger oder der Arzt als Insider gar nicht auf den Gedanken kommt, daß man sich bei einer EKG-Aufnahme elektrisieren könnte oder daß Apparaturen im Röntgenraum, die sich auf den Leib des Patienten herabsenken, in diesem die Angst, gequetscht zu werden, auslösen könnten, wenn er allein daliegt.

Speziell der Mensch hat über sein Erkundungs- und Informationsbedürfnis hinausgehend noch ein stark ausgeprägtes Forschungsbedürfnis: Er will nicht nur wissen, daß etwas so ist wie es ist, sondern auch, warum es so ist. Der heutige Stand von Wissenschaft und Technik wurde nur dadurch erreicht, daß die Menschen sich nicht nur damit begnügt haben, naturwissenschaftliche Phänomene zu registrieren, sondern nachgeforscht haben, warum sie sich ereignen. Wir sehen also, daß Menschen nicht nur ein Interesse daran haben, Informationen zu erhalten, sondern auch die Hintergründe kennenlernen wollen.

Der Patient, der mit einer Leberzirrhose im Krankenhaus liegt, hat seinen Kegelbruder gebeten, ihm beim nächsten Besuch eine Flasche Bier mitzubringen. Nach dem Motto „ein Bierchen ist kein Bierchen" und „das kann ja nicht schaden", obwohl ihm der Arzt den Alkohol streng verboten hat. Schließlich hat er bisher ja immer eine Menge von den „Bierchen" vertragen.

Hätte man dem Patienten die Hintergründe aufgezeigt und nicht nur ein Alkoholverbot ausgesprochen, dann hätte er vielleicht auch dafür Verständnis gehabt, daß schon ein „Bierchen" bei seinem Zustand großen Schaden anrichten kann.

Patient zur Schwester: „Warum dauert es denn ausgerechnet bei mir so lange, bis ich wieder gesund werde?" Darauf antwortet die Schwester (nicht einmal im Sinne der Frage des Patienten): „Sie müssen eben Geduld haben."

Einem herzinfarktgefährdeten Patienten wird absolute Bettruhe verordnet. Die Gründe dafür werden ihm nicht mitgeteilt. Er meint, daß es ihm nicht schadet, wenn er sich auf dem Gang ab und zu mal die Beine vertritt, eben weil er die Hintergründe für diese Anordnung nicht erfahren hat.

Natürlich ist ein solches Verfahren zeitaufwendiger als der kurze Befehl: „Sie müssen im Bett liegen bleiben!", aber der Erfolg wird sicher größer sein, wenn man dem Patienten den Sinn und Zweck von Maßnahmen und Therapien erklärt, besonders dann, wenn diese Maßnahmen oder Therapien den Patienten belasten, unangenehm sind, sonst seiner Interessenlage zuwiderlaufen oder der Patient selbst an der Therapie mitarbeiten muß.

Häufig hört man als Antwort auf diese Empfehlung: „Es wäre schön, wenn mir für solche Erklärungen die Zeit zur Verfügung stände. Ich habe sie einfach nicht." Dazu kann folgendes gesagt werden:

1. Die wenige Zeit, die zur Verfügung steht, kann so oder so genutzt werden.

2. Verfügt der Patient, der aus Unverständnis nicht an seiner Therapie mitarbeitet und dessen Genesungsprozeß sich deshalb in die Länge zieht, auf längere Sicht nicht über noch mehr Zeit des Arztes und/oder des Pflegepersonals?

Noch eine Überlegung zu diesem Kapitel: Ist es richtig, daß meist die Initiative zur Information des Patienten (z. B. bei der Visite, über das für ihn unverständliche Gespräch der Ärzte) vielfach vom Patienten ausgehen muß (meist fragt der nachher die Schwester, was die Ärzte denn gesagt hätten), oder sollte der Arzt diese Information von sich aus geben? Ist das Interesse des Patienten nicht durchaus verständlich?

Sicherheitsbedürfnis

Sicherheit vergrößert die Überlebenschancen. Das Sicherheitsbedürfnis ist deshalb im Menschen sehr stark ausgeprägt. Man berührt die Interessenlage des Gesprächspartners dadurch positiv, daß man ihm Sicherheit vermittelt, logisch begründet, Vertrauen zeigt. Auch das Ausweichen bei konkreten Fragen kann den Fragenden verunsichern.

Eine Patientin fragt die Schwester: „Meinen Sie, daß die Operation bei mir helfen wird?" Worauf die Schwester, die es auch schon erlebt hat, daß solche Operationen keinen Erfolg brachten, verunsichert aber ehrlich, sagt: „Manchmal hilft diese Operation nicht, aber in sehr vielen Fällen hilft sie. Ich hoffe, daß sie bei Ihnen auch helfen wird." Welche Empfindungen hat wohl die Schwester bei dieser Patientin ausgelöst? Warum hat die Schwester nicht von Fällen gesprochen, bei denen die Operation geholfen hat?

Manchmal können auch Verunsicherungen von Patienten erfolgen, wenn verschiedene Personen, mit denen der Patient zu tun hat, verschiedene Sprachregelungen gebrauchen.

Die Patientin, die schon seit längerer Zeit im Krankenhaus liegt, sagt zur Putzfrau, während diese das Krankenzimmer säubert: „Der Herr Doktor will jetzt eine Chemotherapie mit mir durchführen. Davon verspricht er sich einen guten Erfolg bei mir." Darauf die Putzfrau: „Chemotherapie, ach, um Gottes Willen, aber weiter will ich nichts sagen." Wie wird das wohl auf die Patientin wirken?

Auch in bester Absicht kann man Gesprächspartner verunsichern, wenn man ihnen für sie schwer lösbare Probleme ans Bein bindet.

Die Familie soll den Opa, der an einem apoplektischen Insult leidet, zu Hause aufnehmen. Die Schwester will nunmehr dem Sohn des Patienten, einem 35jährigen Ingenieur, gute Ratschläge zur Behandlung des Vaters geben. Sie hält ihm einen 20minütigen Vortrag über Pflegemaßnahmen, bei dem sie es auch noch versteht, die einfachsten Dinge zu komplizieren. Daraufhin der Ingenieur: „Ob wir Opa nicht doch besser in ein Heim geben? Wir werden ihn doch nicht so pflegen können, wie es erforderlich sein wird."

Auch Drohen trägt zur Verunsicherung bei.

Schwester zum Patienten, dem ein Raucherbein amputiert werden mußte: „Wenn Sie weiterhin heimlich auf der Toilette rauchen, wird bald Ihr zweites Bein auch krank werden." (Eine Erklärung hätte hier vielleicht mehr bewirkt, als eine Drohung.)

Man führt es auch auf dieses Sicherheitsbedürfnis zurück, daß wir ein sehr stark reaktives Verhalten an den Tag legen. Im Volksmund sagt man auch „Wie man in den Wald hineinruft, so schallt es heraus" oder „Wie du mir, so ich Dir". Wenn jemand sich zu uns kontaktpositiv verhält, wird es uns sehr schwer gemacht, uns gegenüber diesem Menschen kontaktnegativ zu verhalten. Umgekehrt ist es aber genauso. Man kann sich selbst viel Ärger mit dem Patienten ersparen, wenn man das berücksichtigt.

Die Schwester möchte nicht, daß die Patienten Unordnung auf ihrem Nachttisch haben und schimpft jedesmal, wenn dies der Fall ist. Einige Patienten, denen das Schimpfen der Schwester nicht gefällt, bringen die Gegenstände auf ihrem Nachttisch nunmehr erst recht in Unordnung, um die Schwester zu ärgern.

Denken wir einmal zurück an unsere Schulzeit. Haben wir nicht auch mit den Lehrern damals ähnlich verfahren?

Wenn wir gegenüber dem Patienten oder dessen Angehörigen in den Fällen, in denen es vertretbar ist, Sicherheit ausstrahlen und sie nicht verunsichern, werden wir zweifellos deren Interessenlage positiv berühren und dem Gesprächspartner auch keinen Anlaß zum Grübeln und Zweifeln geben.

Auch wenn man einem Gesprächspartner gegenüber Mißtrauen zeigt, seinen Ausführungen offensichtlich keinen Glauben schenkt, führt es zur Verunsicherung.

Ein zuckerkranker Patient hatte sich zu Beginn der Einstellung einmal von seinen Angehörigen Schokolade mitbringen lassen. Die Werte waren dadurch verfälscht. Nach 14 Tagen liegen die Zuckerwerte wieder höher. Daraufhin die Schwester zum Patienten: „Sie haben wohl wieder zwischendurch genascht!" Der Patient: „Nein, wirklich nicht. Ich habe mich an die ärztlichen Anweisungen gehalten." Darauf die Schwester: „Erzählen Sie mir doch nichts. Ich sehe es ja an Ihren Zuckerwerten." Daß der Patient aufgrund eines familiären Problems veränderte Zuckerwerte hatte, war der Schwester nicht in den Sinn gekommen.

Soziale Bedürfnisse

Das Wort „sozial" stammt vom lateinischen Wort „sozius", was auf Deutsch etwa so viel heißt wie „der Gefährte", „der Freund". Im übertragenen Sinn kann das Wort „sozial" als „gesellschaftlich", „gemeinschaftlich" übersetzt werden.

Der Mensch ist ein Gemeinschaftswesen. Unsere Vorfahren hätten als Einzelwesen in der Steppe oder im Urwald wohl kaum Überlebenschancen gehabt. Einer allein wäre wohl kaum in der Lage gewesen, Wild zu jagen oder hätte verhungern müssen, wenn er für einige Tage krank oder verletzt gewesen wäre und sich keine Nahrung hätte beschaffen können. Wir sind also als soziale Wesen auch in unserem Verhaltensmuster programmiert.

Eine Gruppe ist unter anderem auch dadurch charakterisiert, daß die Mitglieder der Gruppe aneinander Interesse haben. Dazu gehört die Anteilnahme am Gesprächspartner, Engagement an seinen Problemen und vor allem das Zuhören und das Ausredenlassen.

Das richtige Zuhören ist eine Kunst! Wieviele Menschen sind nur deshalb beliebt, weil sie gute Zuhörer sind!? Die liebende Ehefrau erkennt man auch daran, daß sie noch nach langjähriger Ehe zuhört, wenn der Ehemann zum x-ten Male dieselben Geschichten oder Witze erzählt und nicht die Hand hebt und ihm ohne Worte drei Finger zeigt („Das hast Du mir schon dreimal erzählt"). In Abwandlung des alten Sprichworts „Geben ist seliger denn Nehmen" könnte man fast sagen: „Zuhören macht seliger denn Reden".

Für uns mag es vielleicht angenehmer sein, selber zu reden, anstatt zuzuhören, was der andere zu sagen hat. Aber vielleicht sollte an dieser Stelle noch einmal an die Definition des Begriffes „Kontakt" erinnert werden: Die Interessenlage des Gesprächspartners berühren. Das geschieht durch das Zuhören zweifellos in positiver Form. Wir können sehr gut zuhören, wenn uns etwas erzählt wird, was uns wirklich interessiert. Aber Zuhören, wenn der andere von seinen Problemen spricht, die uns vielleicht nicht so interessieren (siehe auch Bedürfnis nach

Lebensfreude), das erfordert ein großes Maß an Selbstbeherrschung und ist gar nicht so einfach.

Manche älteren Patientinnen erzählen gern von der Mode aus ihrer Jugendzeit, über die großen Hüte, die man damals getragen hat, usw. Mag die Schwester auch denken: „Was interessiert mich die Story von den alten Hüten!“, wenn sie interessiert zuhört, wird sie der Patientin helfen, sich eine schöne Zeit wieder zu vergegenwärtigen. Sie wird ihr helfen, ein kleines bißchen Glück zu gewinnen.

Je besser man Zuhören kann, um so mehr erzählt uns unser Gesprächspartner, sei es von sich aus oder durch Fragen von uns dazu angeregt, um so besser lernen wir seine Situation, sein Umfeld kennen und um so gezielter können wir ihn oder seine Angehörigen unter Umständen beraten.

Jeder weiß aus eigener Erfahrung, daß es uns bei Problemen, mit denen wir nicht fertig werden, Erleichterung verschafft, wenn wir mit einem anderen Menschen darüber reden können. Das alte Sprichwort „Geteiltes Leid ist halbes Leid“ trifft hier genau die Situation. **Durch das Zuhören geben wir dem anderen das Gefühl, ihn voll zu akzeptieren. Er fühlt sich als Mitmensch anerkannt.**

Gerade der Kranke, der sich sehr viel mit seinen Problemen beschäftigen kann und damit allein ist, hat manchmal das Bedürfnis, sich „auszusprechen“. Man merkt ja selbst, wie dankbar einem manchmal die Patienten sind, wenn sie dazu Gelegenheit haben. Das Zuhören erfordert aber ein gewisses Zurückstellen der eigenen Interessen. Besonders belastend ist das Zuhören, wenn wir dadurch mit fremdem Leid konfrontiert werden. **Aber vor allem im Zuhörenkönnen zeigt sich die Größe einer Persönlichkeit.**

Wie verhalten Sie sich, falls der Patient sich einer unbeholfenen Ausdrucksweise bedient oder Wortfindungsstörungen hat? Versuchen Sie, auf ihn einzugehen oder werden Sie sichtlich ungeduldig?

Ein Patient hat aufgrund eines Schlaganfalls Wortfindungsstörungen. Die Nachtschwester kommt abends herein, um das Licht im Zimmer auszudrehen. Der Patient versucht, der Schwester etwas mitzuteilen, es gelingt ihm aber nicht gleich. Daraufhin die Schwester: „Sie sollen jetzt nicht reden, Sie sollen schlafen“, dreht das Licht ab und geht hinaus.

Auch das Zeigen von Hilfsbereitschaft und das Engagement, die Anteilnahme am Problem des Gesprächspartners, berühren dessen Interessenlage im Rahmen der sozialen Bedürfnisse positiv.

Der Patient sagt morgens zur Schwester: „Schwester, ich habe heute wieder die ganze Nacht nicht schlafen können. Es war furchtbar." Darauf kann die Schwester antworten: „Heute Abend bekommen Sie eben eine Schlaftablette" und geht zum nächsten Patienten, oder sie bleibt bei ihm stehen und sagt: „Ach Gott, das muß ja furchtbar gewesen sein. Heute Abend gebe ich Ihnen eine besonders gute Schlaftablette."

Was meinen Sie wohl, welche der beiden Antworten die Interessenlage des Patienten eher positiv berühren wird? Meinen Sie, daß die zweite Antwort einen größeren Zeitbedarf in Anspruch nehmen würde?

Eine Patientin war mit einem Herzinfarkt ins Krankenhaus eingeliefert worden. Jedesmal, wenn die Schwester die Nachtmedizin verteilt, erzählt sie ihr, wie sie den Ablauf des Infarktes zu Hause erlebt hat. Beim dritten Mal sagt die Schwester: „Frau A, das kenn' ich schon, das haben Sie mir schon erzählt" und geht zum nächsten Patienten.

Ganz schlimm ist es, wenn man jemandem das Gefühl gibt, aus der Gemeinschaft ausgeschlossen zu sein oder als Einzelfall dazustehen. Ein beliebtes Disziplinierungsmittel für Lehrer war es früher, einen Schüler zur Strafe in eine Ecke des Klassenzimmers zu stellen. Im Mittelalter wurden manche Personen zur Strafe an den Schandpfahl gekettet. In beiden Fällen erfolgt ein Ausschluß des Betroffenen aus der Gemeinschaft zur Bestrafung.

Ein Patient, der wegen jeder Kleinigkeit nach der Schwester klingelt, bekommt von ihr folgendes zu hören: „Wir haben gerade genug Arbeit. Sie sind der einzige hier auf der Station, der wegen jeder Kleinigkeit klingelt."

Oder:

Schwester zum Patienten: „Daß sich eine Entzündung so lange hinzieht wie bei Ihnen, habe ich auch noch nicht erlebt. Sie sind wirklich ein Sonderfall."

Auch vor anderen kritisiert zu werden, läuft unseren sozialen Bedürfnissen zuwider. Im Krankenhaus wird sich öfter mal die Situation ergeben, daß Angehörige oder Patienten Verhaltensweisen an den Tag legen, für die sie kritisiert werden müssen. Angehörige stören dadurch, daß sie zu unpassenden Zeiten Besuche machen oder dem Patienten Lebensmittel oder Getränke mitbringen, die dieser nicht zu sich nehmen darf oder dem Frischoperierten Blumen bringen wollen, im Krankenhauszimmer rauchen usw. Auch mit Patienten muß manchmal ein Kritikgespräch geführt werden, wenn sie sich nicht therapiegerecht verhalten, sich nicht waschen wollen oder anderes Fehlverhalten an den Tag legen.

Keinesfalls sollte nun ein Kritikgespräch so erfolgen, daß unbeteiligte Zuhörer dabei sind. Man kann ja die Angehörigen bitten, nach dem Besuch noch auf einen Sprung ins Schwesternzimmer zu kommen oder auch den Patienten, wenn er gehfähig ist, ins Schwesternzimmer bitten. Wenn der Patient bettlägerig ist, sollte das Gespräch jedenfalls nicht in einer Lautstärke geführt werden, daß möglichst viele Anwesende daran teilnehmen können.

In den Bereich der sozialen Bedürfnisse fällt es auch, wenn Menschen das Gefühl haben, von anderen gebraucht zu werden und noch nicht zum „alten Eisen" zu gehören. Auch dadurch kann der Lebens- und Überlebenswille eines Menschen sehr gestärkt werden.

Allen sozialen Lebewesen ist es zueigen, daß sich bei ihnen eine Rangordnung herausbildet. In der Soziologie spricht man in diesem Fall von einer Hackordnung oder Dominanzreihe (Herrschaftsordnung). Den Ausdruck „Hackordnung" hat die Soziologie vom Hühnerhof übernommen. Beobachtungen haben ergeben, daß bei den Hühnern eine bestimmte Rangordnung herrscht. Werden Hühner gefüttert, so gibt es ein Huhn, das zuerst fressen darf und alle anderen vom Futter weghacken kann (Dies ist nicht der Hahn, der verhält sich ausgesprochen als Gentlemen bei der Fütterung gegenüber seinen Hühnerdamen und übt im übrigen nur eine „Dienstleistungsfunktion" aus). Dann gibt es ein zweites Huhn, das nur vom ersten vom Futter weggehackt werden darf, aber die anderen Hühner vom Futter wegjagen kann, ein drittes Huhn, das von den beiden ersten vom Futter weggehackt werden kann und die anderen Hühner weghakken darf. Und dieses Verhalten setzt sich durch die ganze Gruppe fort. Man hat dieses Verhalten auch bei einer Reihe von anderen Tieren festgestellt (Leitwolf, Leittier bei Elefanten, Leitkuh, Leitaffe usw.)

Bei den Affen, die dem Menschen ja von der Entwicklung her am nächsten stehen, hat man festgestellt, daß es neben dem Leitaffen einer Gruppe (man bezeichnet ihn als Alpha-Typ) auch noch Unterführer gibt, die die Gruppe beim Marsch zusammenhalten (man nennt ihn Beta-Typ), so daß keiner zurückbleiben oder zu weit „ausbüchsen" kann. Das „Fußvolk" bezeichnet man als Omega-Typ. Der Schriftsteller und Verhaltensforscher Robert Ardrey hat in seinem Buch „Der Gesellschaftsvertrag" * die Theorie aufgestellt, daß die Relation Alpha-Typ zu Omega-Typ im genetischen Programm vorbestimmt ist. Dem Überleben der Gruppe wäre dies auch am dienlichsten, denn, falls eine Gruppe nur Alpha-Typen hervorbringt, so würde jeder von ihnen Machtansprüche erheben, sie würden sich eventuell gegenseitig totschlagen. Wenn eine Gruppe nur Omega-Typen hervorbringen würde, wäre sie ja ein führungsloser Haufen.

Das Entstehen dieser Hackordnung oder Dominanzreihe führt man darauf zurück, daß die Gruppe, wenn sie sich in Marsch setzte, einem Anführer nachlaufen mußte. Wäre dies nicht der Fall gewesen, hätte sich die Gruppe in alle Winde zerstreut. Andererseits mußte der Anführer stark und klug genug sein, um die Gruppe so zu führen, daß sie nicht verhungern mußte oder auf andere Weise umkam (Selektionsprozeß).

Das Wort „Hierarchie" stammt aus dem Griechischen. Die Griechen bezeichneten damit die Rangordnung der Engel im Himmel. Ordnung muß ja nun mal sein. Und, da die Griechen eben mit menschlichen Gehirnen dachten, stellten für sie die Engel nicht eine gleichberechtigte Gruppe dar, sondern waren von der Rangordnung her differenziert. Die Menschen haben den Begriff „Hierarchie" dann wieder vom Himmel heruntergeholt und auf sich selbst übertragen.

Man kann feststellen, daß alle unsere menschlichen Organisationen hierarchisch aufgebaut sind: der Staat, Ministerien, Behörden, Unternehmen, Krankenhäuser usw. Die einzelnen Hierarchiestufen sind mit unterschiedlichen Rangabzeichen versehen (Prestige, Geltungsbedürfnis). Diese Rangabzeichen können verschiedenster Art sein, rational betrachtet, vielleicht sogar blödsinnig. Bei Unternehmen findet man oft folgende Rangabzeichen: Größe des Zimmers, Zimmer mit oder ohne Teppich. Bei Unternehmen mit Großraumbüro: Wer bekommt

* Ardrey, Robert: Der Gesellschaftsvertrag; dtv, München 1974.

ein Einzelzimmer? Wer darf wo parken? (Haben Sie schon einmal versucht, Ihr Auto auf den leeren Parkplatz des Chefarztes zu stellen, auch wenn dieser auf Urlaub war?) Wer darf in welchen Kantinen essen? Wer fährt Firmenwagen? Wer fährt Firmenwagen mit Fahrer? Von welchem Dienstgrad aufwärts steht eine Sekretärin zu? Manchmal kristallisieren sich auch unternehmensspezifische Rangabzeichen heraus: Wer darf nach auswärts telefonieren, ohne seine Gespräche registrieren zu lassen? Wer darf von den Schülerinnen bei der Chefvisite mitkommen? Wer nicht? Wer muß den Spülraum aufräumen? Wer braucht dies nicht zu tun? Wer muß Abtöpfen? Wer nicht? Wer muß Patienten wiegen? Wer nicht? Wer darf sich ungestraft einige Minuten verspäten? usw. Schon in der Schule gibt es eine Rangordnung: Wer darf die Tafel abwischen? Wer verwahrt den Schlüssel zum Klassenraum? usw.

Auch dort, wo Menschen freiwillig zusammenkommen, z. B. in Clubs, Vereinen usw., werden sich Rangordnungen herausbilden. Die sehen dann etwa so aus: Wenn Herr A, der in der Hierarchie ziemlich hoch steht, im Verein einen Vorschlag macht, wird dieser sofort ernsthaft diskutiert, egal, ob er vernünftig ist oder nicht. Wenn Herr B, der in der Rangordnung ziemlich weit unten steht, einen Vorschlag macht, nehmen ihn die anderen gar nicht für voll, lachen eventuell darüber, beachten ihn kaum, egal, ob er vernünftig ist oder nicht.

Viele Menschen geben sich mit der Rangordnungsstufe, auf der sie stehen, nicht zufrieden und wollen eine Stufe höher rücken (man will z. B. beruflich weiterkommen). Dies führt natürlich zu Kämpfen, Rangeleien und Intrigen. Auch in Vereinen können Sie etwas derartiges beobachten. Man sollte glauben, daß alle Mitglieder des Gesangvereins nur einen Wunsch haben, nämlich zu singen und deshalb alle ein Herz und eine Seele sind. Blickt man aber hinter die Kulissen, so kann man auch hier erleben, daß sich, ähnlich wie in einem Unternehmen, eine Reihe von Kämpfen und Intrigen abspielen. Sogar in der Familie kann man solche Phänomene beobachten. Man denke an die Machtkämpfe zwischen Ehepartnern, an die Probleme, die sich ergeben, wenn Kinder mündig werden und nicht mehr auf der von ihnen bisher eingenommenen Rangstufe verbleiben wollen, das heißt, den Eltern nicht mehr gehorchen.

Es kann durchaus sein, daß Menschen in verschiedenen Gruppen verschieden hohe Rangstufen einnehmen. So kann es sein, daß der mächtige Herr Generaldirektor, vor dem in der Firma jeder zittert, zu Hause nichts zu vermelden hat. Oder jemand, der im Betrieb nichts zu sagen hat, zu Hause oder im Verein den großen Mann darstellt.

Interessant ist es, daß sich eine Gruppe, wenn sie auch noch so zerstritten ist, in dem Augenblick sofort einig ist, wenn ein gemeinsamer Feind auftritt. Diejenigen Gruppenwesen, die dies nicht getan haben, sind vermutlich dem Selektionsprozeß zum Opfer gefallen. Das ist im Großen so, aber auch im Kleinen. Diktaturen oder sehr straff geführte Regierungen versuchen, dadurch das Volk in ihrem Sinne zu einigen, daß sie einen äußeren gemeinsamen Feind aufbauen oder Kriege anzetteln. Die Geschichte gibt uns dafür genug Beispiele.

Geschickte Redner und Politiker verstehen es, zu Beginn ihrer Rede einen gemeinsamen Feind aufzubauen, um so Kontakt mit der Gruppe der Zuhörer zu bekommen und eine Gemeinsamkeit zu erreichen. Aber auch, wenn man sich einmal so richtig der gegenseitigen Kontaktpflege hingibt, z. B. bei Kaffeekränzchen oder am Stammtisch, „klatscht" oder „zieht" man oft über Abwesende „her", ohne auf sie ernsthaft böse zu sein. Aber das Hochstilisieren eines gemeinsamen Feindes gibt einem das schöne „Wir-Gefühl", das Gefühl, eine Gruppe zu sein.

Versuchen Sie einmal, wenn Sie mit Ihrem Ehepartner Krach haben und wieder Frieden haben möchten, über jemanden zu schimpfen, den Ihr Ehepartner nicht mag. Sie werden verblüfft feststellen können, daß Sie dann sehr bald mit Ihrem Ehepartner wieder ein Herz und eine Seele sind.

Beobachten Sie einmal Kinder: Zwei Geschwister verkloppen sich. Da kommt ein drittes Kind und will Frieden stiften. Daraufhin verhauen sie das dritte Kind gemeinsam. Bei Erwachsenen soll es manchmal ähnlich verlaufen.

Wir gehen auf dieses Gruppenverhalten deshalb näher ein, da sich auch im Krankenzimmer dadurch Probleme ergeben können, besonders dann, wenn leichtere Fälle in einem Zimmer liegen. Sie werden oft feststellen können, **daß sich im Krankenzimmer ein „Leitpatient" herausbildet.** Sehr oft ist es derjenige, der gemeinsame Wünsche der Patienten eines Zimmers vorträgt (der Sprecher) oder derjenige, der für die schlechte Stimmung in einem Zimmer verantwortlich ist. Der Leitpatient wird auch oft Antwort geben, wenn Sie einen anderen Patienten etwas fragen. Sehr oft wird der Leitpatient auch an allem etwas auszusetzen haben. Der inoffizielle Führer einer Gruppe kann sich ja gegenüber der offiziellen Führung einer Gruppe nur dadurch durchsetzen, daß er Opposition betreibt. Würde er mit der legalen Führung der Gruppe konform gehen, so würde er ja keinen Führungsanspruch mehr haben. Der inoffizielle Führer des Krankenzimmers wird auch versuchen, besonders Neuzugängen den „Herrn zu zeigen". Auch erworbene Privilegien wird er eifrig wahren.

Der inoffizielle Führer eines Zimmers hatte es durchgesetzt, daß nach den 20-Uhr-Nachrichten der Fernseher abgedreht wird. Ein neu hinzugekommener Patient möchte unbedingt den Krimi, der nach den 20-Uhr-Nachrichten folgt, sehen. Sofort gibt es Krach.

Vielfach sind Streitereien unter den Patienten auf dieses Phänomen des Gruppenverhaltens zurückzuführen. Ein Patient erhebt den Führungsanspruch (dies muß durchaus nicht bewußt geschehen), ein anderer will sich ihm nicht unterordnen. Solche unterschwellig geführten Kämpfe können auch oft an Nebensächlichkeiten ausgetragen werden: Fenster auf, Fenster zu. Die Angehörigen des Nachbarn halten die Besuchszeiten nicht ein, ich fühle mich dadurch gestört. Herr A schnarcht zu laut, ich kann nicht schlafen. Der Nachbar schmatzt so laut beim Essen, daß mir immer der Appetit vergeht usw. **Hat man solche Streitereien, so ist dem am einfachsten zu begegnen, wenn man mit irgendeiner Begründung die streitenden Patienten auf andere Zimmer verlegt,** wenn sich durch Gespräche kein Frieden herstellen läßt.

Auch wenn der inoffizielle Führer versucht, um seine Gruppe zu einen, die Schwester, die Putzfrau, den Arzt oder andere Personen des Krankenhauses oder das Essen, die Pflege usw. als gemeinsamen Feind hochzustilisieren, empfiehlt es sich, den Rädelsführer in ein anderes Zimmer zu verlegen. Meistens wird sich dann die Stimmung im Krankenzimmer bessern. Der Patient muß in der neuen Gruppe durchaus nicht wieder die Rolle des „Leitpatienten" einnehmen.

Bedürfnis nach Lebensfreude

Wenn unser Gesprächspartner nicht gerade ein passionierter Melancholiker ist, wird er, genauso wie wir, auch ein Bedürfnis nach Lebensfreude entwickeln. Wir streben Unterhaltung, Heiterkeit, Arbeitserleichterung an. Wir wollen uns auf etwas freuen, wollen etwas genießen und ohne Kummer und Sorge sein. Auch erfreut uns der Anblick eines heiteren Menschen mehr als der eines kummervollen.

Wir fragen jemanden: „Wie geht es Ihnen?" und bekommen zur Antwort: „Ach Gott, ich fühle mich im Augenblick gar nicht gut. Der Wetterumschlag macht mir zu schaffen, in der Nacht hatte ich Migräne, und mein Magen ist auch nicht ganz in Ordnung. Mit meinem Mann habe ich Ärger, und im übrigen ist alles maßlos traurig." (Hätten wir ihn bloß nicht gefragt, wie es ihm geht.)

Ähnlich kann es uns selbst ergehen, wenn der Patient uns mit seinem Leid belastet. In diesem Fall sollten wir uns doch überwinden und ihm zuhören. Eine Frage des richtigen Zuhörens ist es, auf das, was der andere gesagt hat, auch entsprechend einzugehen, nachdem man ihn hat ausreden lassen.

Die Schwester tritt morgens ans Bett des Patienten, bringt das Frühstück und sagt: „Guten Morgen, wie geht's denn heute?" Der Patient: „In der Nacht hatte ich ein paarmal Schmerzen und wollte lesen ..." Weiter kam er nicht. Die Schwester, die ihm das Frühstück inzwischen hingestellt und dem Patienten dabei nicht zugehört hatte, sagte: „Das ist ja schön, daß es Ihnen besser geht." Dann rauschte sie zur Tür hinaus.

Auch wenn wir uns einmal nicht wohlfühlen, ist dann wohl bei der Frage nach unserem Befinden eine kleine Lüge besser angebracht als den anderen lang und breit mit dem eigenen Leiden und Jammern zu belasten. Leid und Jammer haben die Patienten ja meist bei sich selbst genug.

Bedürfnis nach eigenem Territorium bzw. Revier

Unsere Vorfahren waren, bevor sie Ackerbau betrieben haben, nicht seßhaft. Sie ließen sich irgendwo kurzfristig nieder, verzehrten die Beeren und Früchte, jagten das Wild und zogen, wenn die Gegend „abgegrast" war, wieder weiter. Allerdings zogen sie nicht quer durch Europa, sondern sie hatten einen bestimmten Bereich, ihr Territorium, in dem sie sich aufhielten. In diesem Territorium wollten sie selbst Entscheidungen treffen können. Dies bezeichnet man als Revierbedürfnis. Das Territorium wurde mit Klauen und Zähnen verteidigt, da es ja die Existenzgrundlage bildete.

Am besten macht man den Unterschied zwischen territorialen und revierbezogenen Bedürfnissen anhand eines Vergleiches klar. Wir möchten eine eigene Wohnung haben (Territorium), und wir möchten innerhalb dieser Wohnung selbst entscheiden können, wie wir beispielsweise die Möbel aufstellen (Revier). Übrigens führt man auch unser heutiges Besitzstreben auf dieses Territorialbedürfnis zurück. Unseren Vorfahren, die Nomaden waren, wäre Besitz ja lästig gewesen, weil sie ihn mit sich hätten herumschleppen müssen.

Wenn jemand ein Stück Land oder eine Bauparzelle kauft, besteht der erste Akt nach dem Kauf darin, einen Zaun, und wenn es vorerst nur ein auf Pfählen befestigter Draht ist, um dieses Territorium zu ziehen. Das gehört mir, hier hat kein anderer was verloren. Auch wenn sich auf diesem Grundstück noch nichts befindet.

Welches Territorium bzw. Revier steht nun dem Patienten zur Verfügung? Es schrumpft auf die zwei oder drei Quadratmeter zusammen, die sein Bett bildet, das Nachtschränkchen und eventuell die Sitzfläche des Stuhls, der neben dem Bett steht. Wenn dann noch die Schwester kommt und ihm innerhalb seines sehr geschrumpften Reviers vorschreibt, wo das Wasserglas zu stehen hat, wo die Zeitung zu liegen hat und wo er seine Tabletten aufzubewahren hat, dann wird der Patient mit Sicherheit in seinem letzten Restchen Revierstreben frustriert werden.

Die Patienten haben am Nachttisch einen ausklappbaren Betttisch befestigt. Eine bettlägerige Patientin klappt sich diesen Betttisch immer auf und stellt die Fotos ihrer Angehörigen darauf. Die Schwester muß jedesmal, wenn sie ihr das Essen bringt, erst die Bilder der Angehörigen zur Seite räumen. Dies ärgert sie. Sie sagt zur Patientin: „Stellen Sie doch die Bilder Ihrer Angehörigen auf den Nachttisch oder geben Sie sie mit nach Hause. Ihre Lieben sollten Sie ja eigentlich im Herzen tragen."

Machtbedürfnis

Menschen versuchen sehr gerne, über ihre Mitmenschen Macht auszuüben oder zumindest diese in ein Abhängigkeitsverhältnis zu sich zu bringen. Diese Machtausübung muß nicht immer im Zusammenhang mit Kommandos stehen, sondern sie kann auch dadurch bewirkt werden, daß man Verpflichtungen, denen der andere unterliegt, aufbaut, indem man z. B. dem anderen Wohltaten erweist (Geschenke) und ihn damit in eine Dankbarkeitsverpflichtung bringt. Natürlich gibt es noch eine Reihe anderer Arten von moralischen Verpflichtungen, die aufgebaut werden können.

Ein Vater, der zu seinem Sohn sagt: „Junge, alles, was du hast und bist, verdankst Du mir, also gehorche meinen Anweisungen", kann zwar von der Sache her recht haben, wird jedoch bei seinem Sohn keinesfalls freudige Erregung damit auslösen.

Das heißt, wenn wir den Eindruck bekommen, daß ein anderer über uns Macht ausüben will, werden wir uns dagegen zur Wehr setzen und in vielen Fällen „bockig" werden.

Schwester zum Patienten: „Sie sollten uns dankbar sein, daß wir uns soviel Mühe mit Ihnen geben. Wenn Sie sich dann aber nicht einmal an die ärztlichen Anordnungen halten und uns die Arbeit dadurch noch mehr erschweren, finde ich das von Ihnen gar nicht nett."

Auch der Versuch, den anderen aufgrund von Handlungen, die er begangen hat, ins Unrecht zu setzen, stellt eine Form von Machtausüben dar (Du hast Dich mir gegenüber falsch benommen, also bist Du mir „Genugtuung" schuldig).

Der Patient hatte die Erlaubnis bekommen, im Krankenhausgarten spazieren zu gehen. Er benutzt diese Gelegenheit und kauft sich bei einem Kiosk, der sich außerhalb des Krankenhausgeländes befindet, Schnaps. Aus versicherungstechnischen Gründen darf der Patient allerdings das Krankenhausgelände nicht verlassen. Die Schwester sagt zu ihm, ohne die Hintergründe zu erörtern: „Jetzt sind wir so nett zu Ihnen und lassen Sie im Krankenhausgarten spazieren gehen, Sie benutzen die Gelegenheit gleich, um sich im Kiosk vis-à-vis Schnaps zu kaufen, den Sie eigentlich gar nicht trinken sollten. Wenn Ihnen auf der Straße etwas zugestoßen wäre, wäre ich dafür verantwortlich gemacht worden und hätte ganz schön dabei hereinfallen können. Das ist nicht sehr anständig von Ihnen. In Zukunft müssen Sie aber sehr brav sein, wenn Sie das, was Sie getan haben, wieder wettmachen wollen."

Hier war auch schon eine leichte Erpressung mit im Spiel. Der Erpresser versucht ja auch, durch die Erpressung über das Opfer Macht auszuüben.

Bei dem Patienten soll eine Gastroskopie gemacht werden, da bei der Sonographie etwas am Magen gefunden worden war. Der Patient, bei dem vor zwei Jahren schon einmal eine Gastroskopie gemacht worden war, die er noch in schlechtester Erinnerung hat, möchte seine Einwilligung zur Gastroskopie nicht geben und spricht mit der Schwester darüber. Daraufhin die Schwester: „Wenn Sie die Gastroskopie nicht machen lassen wollen, dann können Sie ja wieder nach Hause fahren."

„Wenn nicht . . ., dann . . .", womöglich noch mit der Anordnung von Nachteilen für den Betroffenen verbunden, ist eine Erpressung, um die eigenen Gesprächsziele mit Macht zu erzwingen.

Kontakt ist eine Frage der gleichen Ebene. Am leichtesten bekommt man Kontakt, wenn zwischen den Gesprächspartnern ausgeglichene Machtverhältnisse bestehen, das heißt, die gleiche Ebene hergestellt ist.

Wir haben ja schon mehrfach erwähnt, daß wir eine ganze Reihe von Verhaltensweisen von unseren Vorfahren geerbt haben. Wenn man Menschen beobachtet, die in ein Lokal gehen, so werden wir sehen, daß die meisten Menschen sich lieber mit dem Rücken zur Wand als mit dem Rücken ins freie Lokal setzen. Sicher droht heute keine Gefahr, wenn wir nicht mit dem Rücken zur Wand sitzen, aber für unsere Vorfahren war es wichtig, während des Essens zumindest von rückwärts keine Gefahr befürchten zu müssen. Ein ähnliches atavistisches Relikt ist es auch, daß der Größere dem Kleineren in den meisten Fällen „überlegen" ist, zumindest, wenn es um eine körperliche Auseinandersetzung geht. Deshalb demonstriert eine gleiche Ebene keine

Machtüberlegenheit. Sehen wir uns nun die Situation des Patienten an. Er liegt im Bett. Seine Gesprächspartner stehen meist um ihn herum, sind also „überlegen".

Der Patient möchte bei der Visite gerne dem Herrn Professor einige Fragen stellen. Um den Herrn Professor anzusprechen, müßte er sowieso seinen ganzen Mut zusammennehmen. Aus seiner „Unterlegenheit" heraus traut er sich das nun gar nicht mehr.

Wenn man mit einem Patienten ein wichtiges Gespräch zu führen hat, so ist es immer besser, sich auf einen Stuhl neben dem Bett hinzusetzen, um den Niveauunterschied möglichst auszugleichen, und nicht das Gespräch im Stehen zu führen. Es nimmt dem Patienten ein wenig das Gefühl der „Unterlegenheit", zu dem ja genügend andere Fakten auch beitragen können. Außerdem demonstriert man durch das Stehen, daß man in Eile ist, daß man wenig Zeit hat. Nun ist es ja tatsächlich so, daß Ärzte und Pflegepersonal im Krankenhaus fast von Sekunde zu Sekunde wechselnden Situationen ausgesetzt sein können und deshalb meistens „auf dem Sprung" sind. Dies sollte man nicht zusätzlich noch gegenüber dem Patienten bei wichtigen Gesprächen demonstrieren und sich auch deshalb hinsetzen.

Auch Befehle und Anordnungen werden als Machtausübung empfunden und fördern keinesfalls das kooperative Verhalten des Gesprächspartners. Und hier sind wir an einem sehr wichtigen Punkt angelangt. Der Befehl ist eine sehr kurze Form der Übermittlung. Und davon wird im Krankenhaus leider oft im Übermaß Gebrauch gemacht. Befehle, die dem Patienten gegeben werden, dienen ja meistens seinem eigenen Wohle („Sie müssen . . ." — „Sie dürfen nicht . . ."). Aber trotzdem wird ihm dadurch noch mehr seine Unterlegenheit, die bis zum Gefühl der Entmündigung gehen kann, vor Augen geführt.

Wir können nicht vom Chirurgen verlangen, daß er während der Operation sagt: „Ach, bitte, liebe Schwester Agatha, würden Sie die Freundlichkeit haben, mir eine Klammer herüberzureichen?" Selbstverständlich ist in dieser Situation der Befehl angebracht, aber ist er das auch im Gespräch mit Patienten und deren Angehörigen?

Beobachten Sie sich als Schwester oder Pfleger einmal selbst und versuchen Sie, zu zählen, wieviele Befehle Sie Ihren Gesprächspartnern während eines Tages erteilen!

„Sie müssen Ihre Tabletten nehmen!" — „Kommen Sie mit zum EKG!" — „Sie müssen weniger rauchen!" — „Sie dürfen in Zukunft keine fetten Speisen mehr essen!" — „Sagen Sie Ihren Verwandten, daß sie sich an die Besuchszeiten halten sollen!" — „Machen Sie den Arm frei zur Blutentnahme!" — „Sie müssen Ihr Radio leiser stellen!" — „Gehen Sie zum Röntgen!" — „Sie müssen jetzt in die Endoskopie!" — „Gehen Sie ins Labor zum Blutzuckerabnehmen!" — „Bleiben Sie im Zimmer, die Visite kommt gleich!"

Das Befehlen ist althergebracht und sitzt tief in uns drin. Im Eifer des Gefechtes denkt man nicht daran, eventuell Fragen statt Befehle zu verwenden. Man entschuldigt sich dann oft mit Zeitmangel. Dauert es wirklich wesentlich länger, einen Befehl in Frageform zu formulieren? Versuchen Sie doch vorerst pro Tag nur fünf Befehle durch Fragen zu ersetzen? Zählen Sie bitte, wie oft Ihnen das gelungen ist.

Mit dem Befehl übersenden wir im Grunde genommen an den anderen eine Ich-Botschaft: „Ich möchte, daß Du . . .", und wir machen uns dabei keine Gedanken, was der andere möchte, was er will.

Natürlich lassen sich Befehle auch anders formulieren. Wir werden im Zusammenhang mit der Fragetechnik nochmals darauf zurückkommen. Aber anscheinend fällt es uns leichter zu sagen: „Ich will . . ., also mach!" Geht es nicht auch anders?

Geltungsbedürfnis

Jeder Mensch möchte etwas gelten, etwas bedeuten, die Bewunderung seiner Mitmenschen erregen. Interessant ist dabei, daß die wenigsten Menschen bereit sind, das Vorhandensein ihres eigenen Geltungstriebes zuzugeben. Wahrscheinlich würde unser ganzes Wirtschaftssystem zusammenbrechen, wenn unser Geltungstrieb plötzlich nicht mehr vorhanden wäre und wir uns auf das rein sachlich Notwendige beschränken würden.

Der ursprüngliche Zweck der Bekleidung war Schutz vor Witterungseinflüssen. Das könnte durch einen oder mehrere Kartoffelsäcke auch erreicht werden. Bestenfalls könnte man einen Einheitsanzug für Männlein und Weiblein nähen, ohne jeden Chic, eben nur zur Warmhaltung des Körpers. Die Textilindustrie würde mit

Sicherheit ruiniert sein, wenn unser Geltungsbedürfnis, durch das u. a. das Entstehen der Mode erst möglich ist, plötzlich nicht mehr vorhanden wäre.

Besonders wichtig ist, daß man die Meinung des Gesprächspartners auch dann gelten läßt, wenn diese nicht die eigene Meinung ist. Man wird zwar versuchen, die Meinung des Gesprächspartners durch Argumente zu ändern, man sollte das aber nur in solchen Fällen tun, in denen es für den Gesprächserfolg unbedingt notwendig ist. **Je öfter man versucht, die Meinung eines Gesprächspartners in Bereichen zu ändern, die nicht zum eigentlichen Gesprächsthema gehören, um so mehr Trennendes wird man in das Gespräch hereinbringen.** Wenn es aber um den Kernpunkt des Gespräches geht, dann muß man sich der gegenteiligen Meinung stellen. Dies darf aber nur in der Form geschehen, daß man sachliche Argumente bringt und nicht die Person angreift.

Einen Angriff auf die Person bedeutet es z. B., wenn man sagt: „Wie können Sie als intelligenter Mensch eine solche Meinung vertreten ...", „Du spinnst ja ...", „Du bist wohl verrückt ...", „Sie reden über Dinge, die Sie nicht verstehen ..." usw.

Patient zum Arzt: „Meinen Sie nicht, Herr Doktor, daß mir vielleicht ein Heilpraktiker helfen könnte?" Arzt: „Ach, hören Sie doch mit dem Quatsch auf!"

Der Patient, dem der Arzt das Medikament X verordnet hat, sagt zur Schwester: „Schwester, ich habe gelesen, daß in meinem Fall auch das Medikament Y helfen würde." Darauf die Schwester: „Das überlassen Sie mal dem Arzt, er ist ja nicht erst seit drei Tagen Arzt."

Der Patient hat Schmerzen. Die Schwester bringt ihm Tropfen dagegen. Der Patient: „Ach, Schwester, kann ich nicht lieber die gelbe Tablette bekommen, die ich vorgestern von Ihnen bekommen habe." Daraufhin die Schwester: „Die Auswahl der Schmerzmittel werden Sie wohl mir überlassen müssen."

Hätte Sie nicht auch sagen können: „Die Tropfen haben die gleiche Wirkung wie die gelbe Tablette"?

Solche und ähnliche Äußerungen werden als Angriff auf die Person, als Verminderung ihres Persönlichkeitswertes, als Verletzung ihres Geltungstriebes empfunden und verärgern (negatives Berühren der Interessenlage im persönlichen Bereich). Es sind dies keine Auseinandersetzungen in der Sache. Wenn man versucht, die Meinung eines Menschen abzutun, wird sich der andere noch mehr auf seine Meinung versteifen, um sein Selbstwertgefühl zu behaupten, und es kann sich noch ein Streitgespräch entwickeln, wobei sich beim anderen dessen Standpunkt noch mehr verfestigt.

Wir ringen um Anerkennung und Geltung nicht nur in Bereichen, die uns als Person betreffen, sondern auch in solchen Bereichen, die durch uns als Person gestaltet oder verursacht wurden. Wenn jemand die Wohnung seines Gesprächspartners, die ja durch ihn so gestaltet wurde, sehr schön findet, wird sich der andere freuen. Ebenso, wenn einer Kollegin das neue Kleid einer anderen Kollegin gefällt, das diese ja nach ihrem Geschmack ausgewählt hat. Wir alle suchen Anerkennung durch unsere Mitmenschen.

Eine Patientin hat sich eine neue Frisur zugelegt. Warum dann nicht die Bemerkung: „Oh, Ihre neue Frisur sieht gut aus!" oder dem Kind gegenüber, das eine Zeichnung gemacht hat: „Oh, das hast Du ja wirklich schön gemacht!"

Die Patientin zeigt der Schwester das Hochzeitsbild ihres Enkelkindes. Darauf die Schwester: „Oh, die zwei sind aber ein schönes Paar."

Die Patientin hatte bisher immer Krankenhausnachthemden angehabt. Nun hat ihre Tochter ihr ein neues Nachthemd geschenkt, das sie trägt. Die Schwester: „Das neue Nachthemd steht Ihnen wirklich sehr gut."

Manche Patienten wollen auch ihre „Leidensleistung" gewürdigt haben.

Die Schwester sagt zum Patienten: „Das muß ja furchtbar für Sie gewesen sein, diese Schmerzen, die Sie bei der Nierenkolik gehabt haben. Daß Sie diese Schmerzen überhaupt ausgehalten haben!", oder sie sagt: „Ich weiß, eine Nierenkolik tut halt weh." In welchem der beiden Fälle glauben Sie wohl, wird der Patient seine Leidensleistung eher gewürdigt finden?

Der Patient hatte ein Gallenröntgen gehabt. Aufgrund des Kontrastmittels bekam er eine massive Allergie. Der Patient zur Schwester: „Ach Schwester, Sie haben ja keine Ahnung, wie schrecklich das ist, wenn es einem am ganzen Körper juckt." Daraufhin die Schwester: „Das muß ja schrecklich sein für Sie, erst dieses Gallenröntgen und dann noch dieses Jucken. Es tut mir wirklich leid, was Sie mitmachen müssen."

Die Schwester hätte auch sagen können: „Naja, 'ne Allergie juckt immer."

Bedürfnis nach Individualität

Jeder Mensch hält sich selbst für etwas Besonderes. Sicher, andere Menschen sind auch noch vorhanden, aber ich bin etwas Einmaliges, Spezielles, Besonderes, glauben wir. Vielleicht hätten unsere Vorfahren nicht diesen individuellen Lebens- und Überlebensdrang entwickelt, wenn sie sich nur als Teilchen einer Masse gefühlt hätten. Schlimm ist es, wenn man jemandem zu verstehen gibt, daß man ihn als 08/15-Typ, als Teilchen der grauen Masse oder als Fall (als Sache) betrachtet.

Eine kleine Begebenheit, die sich einmal zugetragen hat, hellt schlagartig auf, wie stark jemand reagieren kann, der als Sache angesehen wird. Eine Dame fragte im Bus den Fahrer: „Sind Sie der Hauptbahnhof?" Antwort des Busfahrers: „Nein, ich bin die Friedrichskirche, bim — bam — bim — bam." Wobei er bei den Worten „bim — bam" den Kopf wie eine läutende Glocke hin und her bewegte.

Was war hier passiert? Der Busfahrer war offensichtlich darüber verärgert, daß er nicht als Person, die den Bus zum Bahnhof fährt, sondern als Sache, sozusagen als verlängertes Lenkrad, angesprochen wurde und gab als Rachereaktion die ironische Antwort. Sicher wird ihm bei diesem Gespräch nicht klar geworden sein, daß sein Bedürfnis nach Individualität verletzt wurde. Es ist uns im Gespräch eigentlich selten klar, daß, wenn wir uns ärgern, der Gesprächspartner bestimmte Bedürfnisse von uns verletzt hat, sondern wir reagieren einfach mit Verärgerung. Natürlich auch unser Gesprächspartner. Jeder Mensch kann Empfindungen wie Freude, Leid, Schmerz, Wohlbehagen nur subjektiv empfinden. Dadurch, daß seine Empfindungen für ihn die einzigen sind, die er fühlen kann, sind sie für ihn auch die größten. Daß der Bettnachbar auch Schmerzen empfindet ist schlimm, aber sie tun einem selbst nicht weh. **Bei der Vielzahl der Patienten, die der Pflegedienst zu betreuen hat,** sozusagen bei der Menge an Patienten, **darf man nicht vergessen, daß jeder aus dieser Menge sich selbst als etwas Besonderes empfindet.**

Wenn die Ärzte untereinander bei der Visite über den Patienten reden und diesen nicht in das Gespräch mit einbeziehen oder für ihn unverständlich reden, kann er sehr leicht das Gefühl bekommen, als „Sache" oder als „Fall" behandelt zu werden.

Herr Meier empfindet sich eben nicht als Hernie auf Zimmer 12, sondern als Herr Meier, der eine Leistenbruchoperation gehabt hat. Wichtig ist in diesen Zusammenhang auch, daß der Gesprächspartner mit dem Namen angesprochen wird.

Wie finden Sie es, wenn die Schwester zu einem 80jährigen Patienten sagt: „Na, Opa, haben wir heute schon Stuhl gehabt?" Hätte sie ihn nicht auch per Namen anreden können?

Ein Gespräch, in dem der Name des Gesprächspartners öfter erwähnt wird, empfindet der Angesprochene als auf sich zugeschnitten. Gönnen Sie ruhig Ihrem Gesprächspartner das Vergnügen, seinen Namen öfter aus Ihrem Munde zu hören. Sie kostet das nichts und Ihr Gesprächspartner freut sich. Außerdem steht sein Name ja am Bett.

Auch **verallgemeinernde Formulierungen sollte man vermeiden,** speziell dann, wenn sie auf eine bestimmte Person gemünzt sind.

Schwester zu einem Patienten, der täglich mindestens fünf Sonderwünsche hat: „Wenn alle so viele Sonderwünsche hätten wie Sie, . . ." oder: „Wenn jeder so oft klingeln würde wie Sie, . . ."

Der angesprochene Patient fühlt sich eben nicht als jeder, alle oder keiner.

Im Krankenhaus X ist die Besuchszeit genau geregelt, da sonst der organisatorische Ablauf im Krankenhaus gestört sein würde.

Schwester zu einem Besucher, der die Besuchszeit um eine halbe Stunde überzogen hat: „Wenn alle die Besuchszeit überziehen würden, hätten wir hier das Chaos." Hätte die Schwester hier nicht auch sagen können: „Wenn Sie bei Ihren künftigen Besuchen so nett sein könnten, die Besuchszeit einzuhalten. Durch die Nichteinhaltung der Besuchszeiten wird der Ablauf hier im Krankenhaus erheblich gestört."

Bedürfnis nach Orientierung (geistige Einordnung)

Wenn unser Vorfahren auf der Suche nach Nahrung oder bei der Jagd die Orientierung verloren hatten und deshalb nicht zu ihrer Sippe zurückfanden, so bedeutete das für sie mit größter Wahrscheinlichkeit das Ende. Daher mußten sie sich die Gegend, in der sie sich aufhielten und durch die sie gegangen waren, ganz besonders einprägen. Das Gehirn mußte also Eindrücke aufnehmen, speichern und zum richtigen Zeitpunkt wieder abgeben können. Die Besitzer von Gehirnen, die dazu nicht in der Lage waren, fielen dem Selektionsprozeß zum Opfer.

Das wirkt auch bei uns noch bis heute nach. Wenn wir uns Begriffe eingeprägt haben, vergessen wir sie kaum mehr bzw. lassen sie sich sehr schwer durch andere Begriffe verdrängen. Was können wir schneller einordnen, wenn uns jemand sagt: „Dieses Auto hat 74 kW", oder es sagt uns jemand: „Dieses Auto hat 100 PS"? Der Begriff PS ist bei uns fest verankert und läßt sich nicht so leicht verdrängen. Ähnlich wird es auch manchen Menschen mit Begriffen wie Kalorie und Joule gehen. Auch der Medizinstudent und die Schwesternschülerin lernen medizinische Fachausdrücke und Begriffe kennen. Nun leben sie weiter in einer Arbeitswelt, in der diese Ausdrücke gang und gäbe sind und dadurch geistig verfestigt werden. Die Ausdrücke werden dem Pflegepersonal so geläufig, daß ihnen oft gar nicht der Gedanke kommt, daß sie einem Laien unverständlich wären.

Die Schwester kommt mit dem Tablett zu einem Patienten, der ein wenig schlichteren Gemütes war, und sagt zu ihm: „Hier ist ein Suppositorium, das nehmen sie rektal ein, und die Tabletten hier sind zur Einnahme per os bestimmt." Und da die Schwester Humor hat, fügt sie noch lächelnd hinzu: „Aber bitte nicht umgekehrt." Dann verläßt sie wieder das Krankenzimmer.

In der geistigen Orientierung der Schwester waren die genannten Ausdrücke fest verankert, nur der Patient wußte nichts damit anzufangen. Seine Zimmerkollegen klärten ihn nachher in der Umgangssprache darüber auf, was „rektal" bedeutet.

Man hatte dem Patienten, der Montagvormittag im Krankenhaus eintraf, den Rat gegeben, dort morgens nüchtern zu erscheinen. Der Arzt im Krankenhaus will dem Neuzugang Blut abnehmen und fragt ihn sicherheitshalber: „Sind Sie nüchtern?" — „Klar", sagt der Patient. „So früh am Morgen trinke ich nie einen."

Unterziehen wir doch einmal unser Vokabularium einer kritischen Analyse. Was soll ein Laie anfangen mit Ausdrücken wie Sonographie, Chemotherapie, Rektoskopie, Redon, Katheter, Therapie, Hypertonie, Hypotonie oder gar mit Abkürzungen wie OP, EEG, EKG, CT, RR usw. Was ist eine Prophylaxe, was ein Tagesprofil und was ein zyanotischer Zustand? Denken wir doch daran, daß es auch bei uns Zeiten gegeben hat, in denen wir mit solchen Begriffen noch nichts anfangen konnten. Leider wurde für den medizinischen Bereich nicht eine normale Umgangssprache gewählt. Auch der Medizinstudent und die Schwesternschülerin täten sich dann in vieler Hinsicht leichter, wenn sie nur ihr fachliches Wissen erlernen müßten und nicht noch zusätzlich die medizinische Fremdsprache. Die „Gelehrtensprachen" waren früher eben Latein und Griechisch. Einer der großen Verdienste Martin Luthers war es, die Bibel vom Lateinischen und Griechischen ins Deutsche übersetzt und damit verständlich gemacht zu haben.

Die meisten Menschen, die etwas nicht verstanden haben, schämen sich, dies zuzugeben. Meistens sagen sie dann „ja, ja" und haben nichts kapiert.

Schwester zum Patienten: „Gehen Sie bitte in die Endoskopie."

„Sie bekommen jetzt einen Subclavia-Katheter gelegt."

„Gehen Sie bitte zum Röntgen. Es muß eine Thoraxaufnahme gemacht werden."

Wenn wir schon Fachausdrücke gebrauchen müssen, dann sollten wir diese gegenüber dem Patienten oder gegenüber dem Angehörigen doch wenigstens in die Umgangssprache übersetzen oder sie in der Umgangssprache in möglichst einfacher Form erläutern.

Bedürfnis nach Beute

Jahrmillionen hindurch waren unsere Vorfahren Jäger und Sammler. Das Bedürfnis, Beute zu machen, ist eines unserer stärksten Bedürfnisse überhaupt. Diejenigen unserer Vorfahren, die kein Bedürfnis hatten, Beute zu machen, mußten zugrundegehen. Was wird nicht alles gesammelt! Auch solche Gegenstände, die keine materiellen Werte haben! Kinder sammeln Kastanien oder Kieselsteine, Erwachsene sammeln Bierdeckel, Streichholzschachteln oder verpackte Zuckerstücke. Wenn man in ein Hotel kommt und es liegt im Badezimmer ein Stückchen verpackte Seife, so packt man sie in den Koffer (ha, Beute!) und verwendet die eigene Seife zum Waschen.

Welch herrliches Gefühl ist es (natürlich mit genügend Geld versorgt), einen Einkaufsbummel (Beutezug) zu unternehmen. Nur schade, daß man dabei soviel Geld los wird. Unsere Vorfahren sammelten auf ihren Beutezügen hier ein Tier, da ein paar Wurzeln, dort Beeren. Wir nehmen im Supermarkt hier ein Stück Butter, da ein Päckchen Kakao, dort ein Glas Marmelade, eine Dose Erbsen usw.

Selbstverständlich wirkt sich dieses Bedürfnis nach Beute auch in der Gesprächsführung aus. Das heißt, wir müssen unsere Argumentation so aufbauen, daß wir unseren Gesprächspartner nicht nur über Tatsachen informieren, sondern ihm aufzeigen, welchen Nutzen (welche Beute) er von diesen Tatsachen hat. Der Nutzen als solcher ist für ihn wichtiger als die Tatsache selbst. Die Tatsache ist vielfach nur eine Untermauerung oder eine Begründung für den Nutzen. Die meisten Menschen lassen sich, wenn man ihnen Nutzen für sie aufzeigt, zu Handlungen motivieren.

Nutzen ist etwas Subjektives („Wat dem einen sin Uhl, ist dem anderen sin Nachtigall"). Dazu muß man natürlich die Interessenlage des Gesprächspartners kennen, denn die Interessenlagen der Menschen sind zumindest in gewissen Bereichen verschieden. Vielfach wird uns die Kenntnis des Umfeldes des Patienten schon einen Einblick in seine Interessenlage vermitteln. Es mag sein, daß der eine Patient sich freut, wenn er nach der Entlassung aus dem Krankenhaus wieder zu seiner

Familie zurück kommen kann. Ein anderer, der vielleicht mit seiner Familie dauernd im Streit liegt, ist froh, wenn er nachher in einem Pflegeheim unterkommt. Für den einen ist es ein Nutzen, zur Familie, für den anderen, ins Pflegeheim zu kommen.

Wie weit ist das Umfeld des Patienten bekannt? Die Medical Tribune schreibt in ihrer Ausgabe vom 5. 12. 1982, eine Untersuchung in einer süddeutschen Klinik hätte folgendes ergeben: „Mehr als die Hälfte aller Ärzte und Schwestern hatten keine genaue Vorstellung von der Person ihrer Patienten." Wenn man keine Ahnung von der Person, also auch von ihrer Interessenlage hat, wie soll man sie dann durch Aufzeigen von Nutzen beraten?

Es berührt die Interessenlage eines jeden Menschen sehr negativ, wenn er den Eindruck hat, selbst zum Beuteopfer geworden zu sein. Diejenigen unserer Vorfahren, denen es nichts ausgemacht hat, ein Beuteopfer zu werden, die existieren ja nicht mehr (Selektionsprozeß). Dabei geht es nicht unbedingt um die Höhe des materiellen Wertes der Beute des anderen. Das Beuteopfer fühlt sich subjektiv von dem anderen betrogen, beschummelt, hereingelegt und ähnliches.

Herr A wirft in einen Zigarettenautomaten seine Markstücke ein, um Zigaretten zu kaufen. Er drückt auf den Knopf der Sorte, die er haben möchte. Kein Zigarettenpäckchen fällt in den Auswurfschacht. Herr A drückt auf den Rückgabeknopf, um seine Markstücke wiederzubekommen. Auch diese Bemühung ist vergeblich, die Markstücke bleiben im Zigarettenautomaten. Herr A gerät furchtbar in Wut und möchte am liebsten den Zigarettenautomaten zertrümmern. Der Verlust des Gegenwertes von einem Päckchen Zigaretten wird ihn sicherlich nicht in den finanziellen Ruin treiben, aber er fühlt sich hereingelegt und das ärgert ihn.

Der Aufsteller des Zigarettenautomaten hat mit Sicherheit nicht seinen Automaten in der Absicht aufgestellt, Herrn A um sein Geld zu betrügen. Vielleicht klemmt nur, vom Automatenaufsteller sicher nicht gewünscht, ein Zahnrad im Automaten. Aber Herr A fühlt sich betrogen und reagiert wütend. **Damit sich jemand „hereingelegt", betrogen oder benachteiligt fühlt, ist es nicht notwendig, daß ein anderer vorhat, ihn zu betrügen.**

Auch im Privatleben kann es manchmal passieren, daß wir unseren Mitmenschen gegenüber in allerbester Absicht eine Handlung begehen, die diese dann „in den falschen Hals“ bekommen. Wem wird so etwas wohl noch nicht passiert sein? Ähnliche Vorfälle können sich auch im Krankenhaus ereignen, daß wir, ohne eine böse Absicht unsererseits oder aus Unkenntnis der Interessenlage oder der Wünsche von Patienten, etwas tun, was der Patient „in den falschen Hals“ bekommt. Oft entstehen solche Situationen auch dadurch, daß der Patient, aus welchen Gründen auch immer, die Lage falsch einschätzt.

Der Patient liegt im Krankenhaus und hat vom Arzt des Medikament X verschrieben bekommen. Ein Bürokollege kommt ihn besuchen und fragt ihn, mit welchen Medikamenten er behandelt wurde. Er nennt darauf das Medikament X. Der Bürokollege sagt zu dem Patienten: „Ach, das geben sie Dir hier. Ich habe gehört, daß dieses Medikament bei Deiner Krankheit nicht sehr gut helfen soll. Es gibt da ein besseres Medikament, nämlich das Medikament Y, dies ist allerdings teurer als das Medikament X. Wahrscheinlich haben sie Dir im Zuge der Kostendämpfung das billigere Medikament X verschrieben.“

Der Patient fühlt sich natürlich betrogen („An mir wollen sie sparen“) und beschwert sich bei der Schwester oder dem Arzt, daß er mit dem falschen Medikament behandelt würde. Sicher hilft es wenig, wenn er in diesem Fall von einem verärgerten Arzt oder von einer verärgerten Schwester „abgekanzelt“ wird, sondern es ist besser, ihn hier im Rahmen eines ruhigen Gespräches aufzuklären, um ihm das Gefühl, „hereingelegt“ worden zu sein, zu nehmen. Ohne diese Aufklärung sagt sich vielleicht der Patient: „Jahrelang mußte ich die hohen Beiträge für die Sozialversicherung bezahlen, das sind im Laufe der Jahre schon einige zigtausend Mark gewesen, und nun will das Krankenhaus an mir die paar Mark einsparen, die das Medikament Y teurer ist.“ Herr A wird durch das Alltagsgeschehen bald von seinem Ärger mit dem Zigarettenautomaten abgelenkt werden. Der Patient, der ja nichts zu tun hat und somit Zeit hat, über einen vermeindlichen „Betrug“ an ihm nachzudenken, steigert sich immer stärker in den Ärger hinein.

Oft sind es Beschwerden, die für den Außenstehenden in ihrer Geringfügigkeit sogar lächerlich erscheinen: „Das Essen hier ist schlecht“; „Ich bekomme immer die kleinste Portion“; „Mir geben sie immer das Randstück vom Kuchen, obwohl ich das Mittelstück mehr mag"; „An mir führen sie die billigste Therapie durch"; „Immer komme ich als letzter bei der Visite dran und dann hat der Arzt keine Zeit mehr für mich" usw.

Menschen neigen dazu, nur die eigenen Probleme (Problem = Soll-Ist-Abweichung) stark zu gewichten. Nun sind Probleme ja immer subjektiver Art. Was für den einen ein Problem ist, ist für den anderen keines. Wenn ich selbst das Problem eines anderen nicht als Problem, als Soll-Ist-Abweichung, betrachte, ist es falsch, ihm meinen Maßstab in der Problembeurteilung aufzwingen zu wollen.

Die Mutter sagt zum Kind, dem das Essen nicht schmeckt: „Iß, Du weißt ja nicht, was gut ist!" Das Kind ärgert sich. Die Mutter hat ihm ihre Maßstäbe „aufgedrückt".

Falls sich der Patient über die Qualität des Essens beschwert, hat es wenig Sinn zu sagen: „Aber das Essen, das Sie bekommen, ist doch gut" oder vielleicht: „Irgendwelche haben ja immer was zu meckern!" Viel besser ist es in einem solchen Fall, in dem sich der Patient über etwas beschwert, ihm erst einmal ruhig zuzuhören und ihn sich aussprechen zu lassen. Dabei sollte man auch Verständnis für den Ärger des Gesprächspartners zeigen. In sehr vielen Fällen wird der Patient, wenn er seinem Ärger „Luft machen" konnte, also mit jemandem gesprochen hat, der sein Problem mit Anteilnahme und Verständnis aufnimmt, sich beruhigen und seine Verärgerung los sein (er setzt neue Soll-Maßstäbe).

Natürlich sollte man auch, wenn man dazu in der Lage ist, die Ursache der Verärgerung des Patienten abstellen. Warum soll der Arzt nicht seine Visite einmal in einer anderen Reihenfolge als bisher vornehmen? **Seien Sie froh, wenn der Patient mit Ihnen über seinen Ärger spricht.** Mit Sicherheit ist dies für ihn besser, als wenn er ihn still in sich hineinfrißt und dann eventuell im falschen Augenblick explodiert. Beschwerden von Patienten können auch andere Ursachen haben. Es kann auch sein, daß andere Bedürfnisse negativ berührt wurden.

Wir haben jetzt einen Überblick über die Bedürfnisse des Menschen erarbeitet. Diese Bedürfnisse sind natürlich bei verschiedenen Menschen verschieden stark ausgeprägt. Aber vorhanden sind sie bei jedem Menschen. Der ständige Umgang mit Krankheit und Leid anderer Menschen, besonders in solchen Fällen, bei denen wir wissen, daß wir nicht helfen können, kann häufig zu einer Resignation, zu einer Flucht in die Routinearbeit und zum Abschalten führen. Aber **bedenken Sie, daß Sie bei jedem Gespräch, das Sie mit Patienten oder Angehörigen führen, in irgendeiner Form dabei deren Interessenlage berühren!**

Die Körpersprache

Auch bei diesem Kapitel müssen wir wieder auf unsere Vorfahren zurückkommen. Vielleicht wird sich mancher Leser sagen: „Unsere Vorfahren sind ja nun schon vor längerer Zeit von den Bäumen heruntergeklettert. Wir Menschen sind ja heute schon so weit, daß wir im Weltall umherfliegen können, was soll der ständige Rückblick auf die Urahnen?" Ja, diese Urahnen haben uns sehr viel von ihren Verhaltensweisen vererbt und viele Relikte dieser Verhaltensweisen beeinflussen uns heute noch.

Wie wir schon erwähnt haben, besitzt der Mensch die Fähigkeit, mit Worten zu sprechen, seit etwa 40000 bis 50000 Jahren. Dies läßt sich aufgrund der Schädelfunde nachweisen. Um mit Worten sprechen zu können, bedarf es neben dem Sprechzentrum im Gehirn auch eines Sprechapparates. Dieser ist dazu notwendig, um den Luftausstoß in solche Schwingungen zu versetzen, die wir als Worte bezeichnen. Um Worte produzieren zu können, ist ein entsprechender Aufbau der Mundhöhle (eine entsprechende Länge der Zunge usw.) erforderlich. Prähistorische Funde haben gezeigt, daß der Aufbau des Schädels dem Menschen vorher keine Möglichkeit geboten hätte, Worte zu formulieren.

Der Neanderthaler, der etwa vor 100000 – 50000 Jahren v. Chr. lebte, war noch nicht in der Lage, mit Worten zu sprechen. Wahrscheinlich konnte er Laute von sich geben, wie Schreien, Brüllen, Grölen usw., konnte aber mit dem ihm zur Verfügung stehenden Sprechapparat noch keine Worte formulieren. Bevor die Menschen im Laufe ihrer Entwicklung die Möglichkeit gehabt haben, sich untereinander mit Worten zu verständigen, werden sie dies wohl so ähnlich gemacht haben, wie die Tiere es machen, nämlich mit den Ausdrucksmitteln der Körpersprache. Vor allem als Sozialwesen waren sie ja auf Kommunikation untereinander angewiesen.

Jeder Hundehalter weiß, daß der Hund eine ganze Reihe von Ausdrucksmöglichkeiten besitzt: mit dem Schwanz wedeln, Zähne fletschen, Haare sträuben, verschiedene Arten des Bellens usw. Nicht nur der Hund, sondern sehr viele andere Tierarten haben die Möglichkeit, sich durch verschiedene Ausdrucksmittel mit ihren Artgenossen zu verständigen. Denken wir an Bienen, die Tänze aufführen, um ihren Artgenossen etwas mitzuteilen, das Balzverhalten von Vögeln, die Ausdrucksmittel der Katze, die Fauchen oder Schnurren kann. Auch wir Menschen haben die Ausdrucksmittel der Körpersprache von unseren Vorfahren übernommen.

Die Kommunikation mit unseren Mitmenschen erfolgt eigentlich auf zwei Ebenen. Die eine Ebene sind die Worte. Die zweite Ebene sind die Ausdrucksmittel unserer Körpersprache. Wenn wir mit einem Menschen in Kommunikation treten, dessen Sprache wir nicht verstehen und der unsere Sprache nicht versteht, so werden wir doch einen Eindruck bekommen, ob er Freude, Ärger, Angst usw. empfindet. Wir verstehen seine Worte nicht, aber an der Art, wie er sich verhält, wie er blickt, welche Körperhaltung er einnimmt, am Klang der Stimme können wir schon sehr vieles erkennen. Das heißt, durch die Körpersprache, soweit sie unbewußt eingesetzt wird, drücken wir auch unsere jeweiligen Empfindungen aus. Der Körper projiziert sozusagen an seine Oberfläche, was seine Seele empfindet.

Hier muß nochmals das Wort „unbewußt" unterstrichen werden. Der Mensch ist – mit mehr oder weniger Talent begabt – auch in der Lage, bewußt Empfindungen an seine Körperoberfläche zu projizieren, die er nicht wirklich hat. Die Leistung eines Schauspielers besteht ja gerade darin, Menschen mit Empfindungen oder Gefühlen darzustellen, die bei ihm nicht tatsächlich vorhanden sein müssen. Das heißt, er spielt seiner Umwelt etwas vor. Dafür stirbt er allerdings auch nicht wirklich jeden Abend auf der Bühne. Bis zu einem gewissen Grad steckt in jedem von uns ein Schauspieler. Das fängt schon beim kleinen Kind an, das gelernt hat, mit Weinen Erwachsene zu erpressen. Aber auch wir Erwachsene „ziehen oft die Show ab" oder „simulieren", um bei unseren Mitmenschen etwas zu erreichen. Menschen sind also in der Lage, wenn auch begrenzt, Ausdrucksmittel der Körpersprache bewußt einzusetzen.

Daneben ist der Mensch auch in der Lage, Ausdrucksmittel der Körpersprache einzusetzen, die nicht nur Empfindungen widerspiegeln. Wir reden ja „mit Händen und Füßen", wenn wir uns mit einem Ausländer verständigen wollen, der unsere Sprache nicht versteht. Allerdings ist in diesem Fall die Kommunikationsmöglichkeit sehr eingeengt. Wir werden vielleicht dem Ausländer mitteilen können, daß wir Hunger haben, daß wir im Urlaub ein Zimmer wollen und ähnliche einfache Informationen senden oder empfangen können. Einen Vortrag über medizinische Fachprobleme werden wir auf diese Weise nicht halten können. Das hängt damit zusammen, daß das Ausdrucksmittel Körpersprache sehr konkret ist. Mit dem Ausdrucksmittel unserer verbalen Sprache (Sprache durch Worte) sind wir in der Lage, auch abstrakte Begriffe oder Zusammenhänge darzulegen; mit der Körpersprache nicht. Wie sollte man beispielsweise den Begriff „Freiheit" durch Gestik oder Mimik darstellen?

Auch Fragen, die man ja in Hinsicht auf eine zu erwartende Antwort stellt und die deshalb auch ein abstraktes Denkvermögen erfordern, können durch Ausdrucksmittel der Körpersprache nicht gestellt werden. Versuchen Sie, nur durch Zeichen einem gedachten Gesprächspartner die Aussage zu übermitteln: „Ich habe Hunger." – Das geht. Versuchen Sie nun, nur durch Zeichensprache, diesem fiktiven Gesprächspartner die Frage zu übermitteln: „Hast Du Hunger?" – Das geht nicht. Bestenfalls wird Ihr Gesprächspartner den Eindruck bekommen, Sie wollen in auffressen. Die Körpersprache wird von unserem Gesprächspartner meist schneller eingeordnet als das gesprochene Wort, wahrscheinlich deshalb, weil die Menschen sich im Laufe ihrer Geschichte sehr lange ihrer befleißigt haben.

Probieren Sie es doch einmal mit einem guten Freund aus (aber bitte nur mit einem guten Freund, ein anderer könnte Ihnen diesen Versuch übelnehmen): Lächeln Sie ihn freundlich an und sagen Sie ihm: „Du dummer Kerl." Lächeln ist ein Friedenssignal, der verbale Ausdruck „dummer Kerl" stellt einen Angriff auf die Person dar. Die Reaktion wird in den meisten Fällen folgende sein: Wenn Sie lächeln, lächelt der andere zurück (das Ausdrucksmittel der Körpersprache wird sofort erkannt), wenn Sie dazu „dummer Kerl" sagen, dauert es etwas länger, bis Ihr Gesprächspartner diesen Begriff einordnet. Die Reaktion Ihres Gesprächspartners wird also vermutlich folgendermaßen ablaufen: Erst lächelt er freundlich zurück und, wenn er den verbalen Begriff geistig eingeordnet hat, wird sein Gesichtsausdruck erstmal Verblüffung und dann Verärgerung zeigen.

Übrigens löst es bei unserem Gesprächspartner in den meisten Fällen Verblüffung aus, wenn der Inhalt unserer Worte nicht mit dem Ausdruck der Körpersprache harmonisiert. Oder können Sie sich vorstellen, daß jemand mit einer eisigen, ablehnenden Miene eine Liebeserklärung macht?

Der Patient ist vielleicht nicht oder nicht mehr (Sterbender, kleine Kinder, Ausländer) in der Lage, den Inhalt unserer Worte zu erfassen, aber er merkt daran, wie wir etwas sagen, ob wir es gut mit ihm meinen, ob wir ihm wohlgesonnen sind, oder ob das Gegenteil der Fall ist.

Auch in der Körpersprache gilt das, was wir schon bezüglich unseres Verhaltens mehrfach gesagt haben, **daß es** hier sowohl **angeborene Ausdrücke gibt wie auch erlernte.** Zum Beispiel wird ein Lächeln, das ein angeborenes Friedenssignal darstellt, von einem Menschen, egal welcher Rasse oder Herkunft er ist, als Friedenssignal empfunden. Andere Ausdrucksmittel unserer Körpersprache können auch durch Umwelt und Erziehung entstanden sein. Viele dieser erworbenen Ausdrucksmittel haben sich in bestimmten Kulturkreisen von Generation zu Generation fortgepflanzt. So bedeutet beispielsweise in unserem Kulturkreis das Nicken mit dem Kopf als ein Zeichen der Zustimmung, das Schütteln des Kopfes als ein Zeichen der Ablehnung. In anderen Kulturkreisen ist dies genau umgekehrt. Urlaubsreisende, die schon einmal in Südeuropa waren, werden dies aus eigener Erfahrung festgestellt haben. Bei vielen indischen Stämmen bedeutet ein Wiegen des Kopfes, das wir vielleicht als Zeichen der Skepsis deuten würden, eine Zustimmung. Wenn man als Mitteleuropäer Sizilianer im Gespräch beobachtet, so entsteht bei uns der Eindruck, als würden sie sich gleich gegenseitig in die Haare geraten, obwohl sich die beiden Sizilianer vielleicht über ein Thema unterhalten, bei dem sie keine Meinungsverschiedenheit haben. Wenn Ihnen ein Türke das „Vogelzeichen“ macht, dann meint er damit nicht „Du bist dumm“, sondern „Ich bin schlau“. Diese Reihe von Beispielen ließe sich noch beliebig fortsetzen.

Die folgenden drei Punkte sind für alle unsere Gespräche von enormer Wichtigkeit:

1. Die Ausdrucksmittel der Körpersprache des Gesprächspartners während eines Gesprächs beziehen wir immer auf uns als Person und nicht auf jemand anderen oder auf eine Sache.
2. Wir können bei unserem Gesprächspartner immer nur das sehen, was sich an seiner Körperoberfläche abspielt, aber nicht immer die Ursachen erkennen, die dazu geführt haben.
3. Dadurch kann es oft zu Fehlinterpretationen des Ausdrucksmittels Körpersprache kommen.

Ein Patient sitzt beim Zahnarzt auf dem „Marterstuhl". Der Zahnarzt guckt ihm in den Mund und stellt fest, daß hier nur eine kleine Plombe vonnöten ist. Gleichzeitig fällt ihm ein, daß er heute Abend bei Herrn A eingeladen ist, er diese Einladung aber absagen möchte. Er denkt weiter: „Wie sag ich bloß dem Herrn A, daß ich heute nicht kommen möchte, ohne ihn zu verärgern?" Während er in den Mund des Patienten blickt, kratzt er sich nachdenklich am Kopf und sagt: „Hm."

Welche Empfindungen mag er damit wohl bei seinem Patienten auslösen? Wahrscheinlich denkt der bereits daran, daß der Zahnarzt ihm einen Zahn ziehen will.

Was war hier passiert? Der Patient merkte am Verhalten des Zahnarztes, daß dieser ein Problem hat (das hatte er ja auch, nämlich: „Wie sage ich Herrn A, daß ich heute nicht zu ihm komme?"), aber der Patient bezog das auf sich und dachte wahrscheinlich: „Der Zahnarzt überlegt jetzt, wie er mir schonungsvoll beibringt, daß der Zahn gezogen werden muß."

Zwei Menschen stehen zusammen und reden. Ein dritter Mensch geht daran vorbei. In diesem Moment lachen die beiden, weil einer von ihnen einen Witz erzählt hat. Sie bemerken dabei gar nicht, daß der Dritte an ihnen vorbei geht. Der Dritte glaubt, daß sie über ihn lachen und fühlt sich unbehaglich.

So kann es auch passieren, daß ein Gesprächspartner das Thema oder die Ausführungen des anderen Gesprächspartners ablehnt, an seiner Körperoberfläche wird die Ablehnung sichtbar. Sein Gesprächspartner bezieht die Ablehnung auf sich als Person. Auch zwischen Menschen, die einander gut kennen, kommen solche Fehlinterpretationen vor.

Der Mann kommt abends von der Arbeit nach Hause. Seine Frau sagt zu ihm: „Du, der Nachbar hat heute unserem Jungen eine Ohrfeige gegeben, weil er angeblich frech zu ihm gewesen ist." Den Mann erzürnt dieser Vorfall sehr. Er ärgert sich über das Verhalten des Nachbarn. Zu seiner Frau sagt er mit angehobener Stimme, drohendem Unterton und aggressivem Gesichtsausdruck: „Das ist ja unerhört, das brauche ich mir von dem Kerl nicht bieten zu lassen.

Zu dem werde ich jetzt rübergehen und dem meine Meinung sagen!" Daraufhin seine Frau, ebenfalls mit erhobener Stimme: „Schrei mich doch nicht so an, ich kann doch nichts dafür!" Darauf der Mann, der sich zu unrecht gerügt fühlt: „Ich schrei ja nicht, Du schreist ja!" Wie die Geschichte weitergeht, läßt sich leicht ausmalen.

Was war hier passiert? Der Mann hatte sich über das Verhalten des Nachbarn geärgert, an seiner Körperoberfläche erschien ein aggressives Verhalten (Mimik, Gestik, Stimme), das sich auf den Nachbarn bezog. Die Frau bezog diese Ausdrucksmittel der Körpersprache auf sich und reagierte entsprechend. Denken Sie doch einmal darüber nach, liebe Leserin oder lieber Leser, wie oft Ihnen persönlich schon solche Mißverständnisse unterlaufen sind.

Sehr oft passiert das im Gespräch auch dann, wenn unser Gesprächspartner Gegenargumente bringt. Gegenargumente des Gesprächspartners zwingen uns, uns mit Fakten oder Meinungen des Gesprächspartners auseinanderzusetzen, an die wir vielleicht noch nicht gedacht haben. Wir ärgern uns manchmal darüber, daß wir in eine geistige Auseinandersetzung getrieben werden, die uns „Denkmühe" bereitet, obwohl wir dem Gesprächspartner als solchem deshalb nicht böse sind. An unserer Körperoberfläche wird Verärgerung oder Ablehnung sichtbar. Der Gesprächspartner bezieht dies auf sich als Person. Besonders für den Umgang mit Kranken ist diese Erkenntnis, daß die Körpersprache fehlinterpretiert werden kann, von enormer Bedeutung.

Die Schwester zählt gerade ihre Opiate. Nun ist sie schon dreimal durch das Klingeln von Patienten dabei unterbrochen worden. Jetzt klingelt ein vierter Patient. Die Schwester ärgert sich, daß sie mit dem Zählen nicht zu Ende kommt, nicht darüber, daß der Patient etwas braucht und klingelt. Sie kommt zum Patienten ins Zimmer und fragt ihn nach seinem Begehren. Auf ihrer Körperoberfläche ist für den Patienten Verärgerung erkennbar. Unbewußt bezieht er diese auf sich und denkt vielleicht: „Die Schwester mag mich nicht" oder „Die Schwester mag nicht, daß ich klingele".

Auch ein Arzt, der sich am Krankenbett voll mit dem Problem eines Patienten beschäftigt, dabei geistige Höchstarbeit leistet, Therapiemöglichkeiten überlegt und verwirft und infolge dieses geistigen Ringens einen sehr ernsten oder aggressiven Gesichtsausdruck an den Tag legt, wird mit Sicherheit nicht beruhigend auf den Patienten einwirken. Bedenken wir dabei eines: **Der „Schwächere" beobachtet die Ausdrucksformen des „Stärkeren" mehr als es umgekehrt der Fall ist.**

Der Mitarbeiter hat dem Chef bestimmte Vorschläge unterbreitet. Bei einem dieser Vorschläge zuckt der Chef mit der Augenbraue. Der Mitarbeiter überlegt nach diesem Gespräch noch drei Tage lang: „Warum hat der Chef mit der Augenbraue gezuckt?" Umgekehrt wird es der Chef gar nicht bemerken, falls der Mitarbeiter mit der Augenbraue gezuckt hätte.

Auch dies müssen wir bedenken. **Der Patient beobachtet also die Schwester, den Pfleger, den Arzt stärker als umgekehrt,** um unbewußt für sich Gutes oder Schlechtes aus deren Mienen zu lesen. Auch wir reagieren ja meist, ohne daß es uns bewußt wird, sehr stark auf die Ausdrucksmittel im Bereich der Körpersprache bei uns vorgeordneten Personen, seien es nun Vorgesetzte oder Respektspersonen im Privatleben.

Eine besondere Bedeutung kommt den Punkten „Fehlinterpretation der Körpersprache" und „Beobachtung des Stärkeren durch den Schwächeren" im **Umgang mit Sterbenden** zu. Solange sie noch bei Bewußtsein sind, aber vielleicht unsere Worte nicht mehr verstehen können, werden sie doch auf die Ausdrucksmittel unserer Körpersprache achten. Der Umgang mit Sterbenden ist keine Tätigkeit, die einem Menschen Vergnügen bereitet. Sei es, daß das Sterben für den im Krankenhaus Tätigen ein berufliches Mißerfolgserlebnis bedeutet, das Grauen vor dieser Situation, die Konfrontation mit der Endgültigkeit des Sterbens, was auch immer, man wird nicht unbedingt die Nähe eines Sterbenden oder die Konfrontation mit einer solchen Situation suchen. Man wird eher versuchen, der Nähe, dem Zusammensein mit dem Sterbenden zu entfliehen. Nicht die Person des Sterbenden wird abgelehnt, aber die Situation als solche. Und was drücken wir gegenüber dem Sterbenden in einer solchen Situation durch unsere Körpersprache aus, Zuneigung oder Ablehnung?

Vielfach sind an einer Ablehnung einer solchen Situation auch unsere gesellschaftlichen Leitbilder beteiligt, durch die Sterben und Tod mit einem Tabu behaftet sind. Viele Naturvölker verhalten sich in dieser Hinsicht anders. Muß jemand sterben, so kommt die gesamte Verwandtschaft und leistet ihm Beistand.

Der Arzt steht vor dem Bett eines Patienten, von dem er weiß, daß in diesem Fall auch die ärztliche Kunst versagt. Er weiß, daß auch ein längeres Verweilen bei dem Kranken diesem nicht mehr helfen kann und versucht, so schnell als möglich zum nächsten Patienten zu kommen, um der Konfrontation mit seinem Mißerfolgserlebnis zu entgehen. Vielleicht beruhigt er sein Gewissen damit, daß er sich sagt: „In der Zeit, die ich hier verbringe, kann ich anderen Menschen helfen, denen mehr zu helfen ist."

Welche Empfindungen mag er damit beim Sterbenden auslösen? Vielleicht: „Hier interessiert sich keiner für mich. Ich bin abgeschrieben. Die wollen mir ja nicht helfen." Gefühle von Ohnmächtigkeit, Verzweiflung und Resignation können ihn überkommen. Ein jüngerer Arzt hat im Rahmen eines Seminars, das der Autor über dieses Thema hielt, diese Situation so charakterisiert: „Der Sterbende sieht nur noch die weißen Absätze unserer Schuhe."

Aber nicht nur von Seiten des Arztes kann dem Sterbenden dieses „Ablehnungserlebnis" vermittelt werden. Vielen Sterbenden müssen, besonders wenn sie bettlägerig sind, erhöhte pflegerische Leistungen erbracht werden. Sie müssen im Bett gedreht werden, ihnen muß, falls nicht mehr infundiert werden kann, künstliche Nahrung und Flüssigkeit durch eine Nasensonde gegeben werden usw. Dazu ist die Schwester oder der Pfleger gezwungen, Sterbenden körperlich sehr nahe zu kommen. Zeigen sie dabei dem Patienten ein Lächeln, Signale der Zustimmung oder spiegelt ihre Körpersprache die Frustration wider, die sie dabei empfinden?

Wie oft erfährt ein Mensch, der gerade in dieser Situation ein Höchstmaß an Zuwendung verspüren sollte, um ihm den Übergang zu erleichtern, das Gegenteil! Die Naturvölker verhalten sich dem Sterbenden gegenüber in vieler Hinsicht humaner, als es unsere moderne Gesellschaft tut. Vielleicht werden wir selbst einmal dankbar sein, wenn uns in dieser Stunde jemand anlächelt, die Hand hält, etwas Beruhigendes zu uns sagt und wir nicht das Gefühl bekommen, in der „Reparaturwerkstatt Krankenhaus" als „Schrottauto" abgeschrieben zu sein.

Vielleicht wird Ihnen beim Lesen dieses Kapitels bisher schon mehrmals der Gedanke gekommen sein: Was drücken wir denn eigentlich wie, mit welchen Teilen unseres Körpers aus? Obwohl es nicht einfach ist, durch geschriebene Worte, Abläufe so auszudrücken, wie man sie an einem Menschen oder in einem Film sehen und erleben kann, soll doch, zumindest in groben Zügen, im weiteren darauf eingegangen werden.

Natürlich drängen sich hier die Fragen auf: „Was soll ich denn mit meinem Gesicht, mit meinen Händen, mit meinen Beinen, mit meiner Stimme nun machen, damit ich mich kontaktpositiv verhalte?" – „Was liest der andere, ob bewußt oder unbewußt, aus meinem Verhalten heraus?" – „Was soll ich mit meinen Händen während eines Gespräches anfangen? Soll ich sie am besten in die Tasche stecken, damit der andere nichts erkennen kann?" Diese und noch andere Fragen mehr werden sicher schon aufgetaucht sein. Sie werden sich sicher auch fragen: „Welchen Schluß kann ich nun für meine praktische Arbeit aus dem bisher Gesagten ziehen? Soll ich nunmehr den ganzen Tag mit einem aufgesetzten Lächeln herumlaufen oder bei jedem Gespräch meine Hände so halten, daß die Handflächen nach oben zeigen (auch dies ist ein Friedenssignal gegenüber dem Gesprächspartner)?".

Zweifellos sollen Sie das nicht tun. Dies könnte unter Umständen sogar zu einer totalen Verwirrung Ihres Gesprächspartners führen. Wenn Sie einem Angehörigen beispielsweise sagen: „Sie müssen bei Ihrem Onkel mit dem Schlimmsten rechnen" und dabei freundlich lächeln, werden Sie ihn wahrscheinlich total verwirren. Der Ausdruck der Körpersprache und des gesprochenen Wortes müssen natürlich stimmig sein.

Auch im Bereich unserer Körpersprache haben wir einen Verbund in unserem Verhalten oder eine Stimmigkeit aufzuweisen. Wenn wir jemanden mögen, werden wir ihm dies nicht nur durch unseren Gesichtsausdruck, sondern auch durch unsere Körperhaltung, durch die Entfernung zu diesem Gesprächspartner usw. zum Ausdruck bringen. es wird uns beispielsweise sehr schwer fallen, jemanden anzuschreien (Ausdruck der Aggression) und dabei freundlich zu lächeln (Friedensangebot). Theoretisch wäre es zwar möglich, jemanden anzulächeln und dabei zu schreien, zumindest, wenn man es lange genug üben würde, aber im Laufe unseres bisherigen Lebens sind wir es eben anders gewohnt. Das heißt, wir haben es unbewußt anders trainiert. Auch unsere Gesprächspartner haben dies so trainiert. Andererseits sind wir auch darauf trainiert, diese Stimmigkeit bei unserem Gesprächspartner zu erkennen und umgekehrt. Stellen Sie sich vor, Sie erzählen jemandem etwas, er nickt bei Ihren Erzählungen zustimmend und macht mit seiner Hand eine abwehrende oder abwertende Gestik. Zweifellos würde uns dies verwirren.

Es ist besser, wenn wir nicht versuchen, „mit Gewalt“ einzelne oder mehrere kontaktpositive Gesten an den Tag zu legen. Einem geübten Schauspieler würde dies vielleicht gelingen. Vielleicht, denn der lebensechte Fall und der Bühnenfall können sehr verschieden ablaufen. Wir sind jedoch keine geübten Schauspieler und könnten unseren Gesprächspartner unsicher machen, wenn unsere Körpersprache für ihn nicht in der oben genannten Stimmigkeit abläuft. Wenn Sie den Gesprächspartner und das Thema mögen oder bejahen, wird sich Ihnen das Problem kaum stellen, sich „verstellen“ zu müssen. Dann seien Sie so, wie Ihnen zumute ist. Ihre „Ausstrahlung“ auf den Gesprächspartner wird in diesem Fall positiv sein, Ihr Verhaltensverbund wird Sie nicht verlassen, er funktioniert von selber richtig.

Anders ist es, wenn Sie den Gesprächspartner nicht mögen, nicht leiden können oder Sie das Thema unangenehm berührt. Wenn wir einen Menschen, aus welchem Grunde auch immer, nicht mögen, signalisieren wir ihm unbewußt durch unsere Körpersprache: Ich mag dich nicht. Wir haben im Vorangegangenen schon einmal erwähnt, daß wir Menschen ein sehr stark reaktives Verhalten haben. Wie reagiert nun unser Gesprächspartner? Er empfängt von uns andauernd, wenn auch unbewußt, Signale der Ablehnung und wir werden ihm unsympathisch. Unser Gesprächspartner reagiert nach dem Motto „Magst Du mich nicht, so mag ich Dich auch nicht.“ Und plötzlich sitzen sich zwei Menschen gegenüber, die sich „nicht riechen“ können. Der Gesprächserfolg wird entsprechend sein. Ob wir einen Menschen mögen oder nicht mögen, ist nun keine Angelegenheit, die wir bewußt steuern können. Da werden wir auch sehr schwer unsere „Ausstrahlung“ gegenüber diesem Menschen steuern können. Aber hier soll eine Möglichkeit gezeigt werden, auch mit solchen Menschen auszukommen:

Wenn wir schon den Gesprächspartner oder das Thema ablehnen, so können wir doch zumindest Teilbereiche von ihm bejahen, z. B. seine tadellose Frisur, die interessante Brille, die gutgemusterte Krawatte, das interessante Profil seiner Nase oder etwas ähnliches. Das zu Bejahende sollte natürlich möglichst nahe am Gesicht des Gesprächspartners liegen. Wenn wir etwas bejahen, wird unsere Ausstrahlung gegenüber dem Gesprächspartner auch Bejahung ausdrücken. Unser Gesprächspartner kann nur das sehen, was sich auf unserer Körperoberfläche abspielt und nicht unterscheiden, ob wir nun seinen Schlips oder ihn als Person bejahen. Er bezieht es auf sich als Person und nach dem Motto „Bejahst Du mich, bejahe ich Dich“ können wir auch zumindest im persönlichen Bereich Kontakt zu einem Gesprächspartner bekommen, den wir von vornherein nicht gemocht haben. Man sollte auch so vorgehen, wenn man das Thema, die Argumentation oder das Verhalten des Gesprächspartners ablehnt. Sinngemäß sollte man auch mit dem Sterbenden so verfahren.

Das hier angeführte „Patentrezept“ sollte man generell im Umgang mit Mitmenschen beachten und besonders als Arzt beziehungsweise Schwester und Pfleger im Umgang mit Patienten. Auch unter den Patienten gibt es solche, die man mag und solche, die man nicht mag. Die Ursache dafür, ob man einen Menschen mag oder nicht mag, können vielfältiger Natur sein. Wir können uns leider die Patienten nicht nach Sympathie oder Antipathie auswählen. Einmal hat man es mit einer Oma zu tun, die man am liebsten „abknuddeln“ möchte, weil sie der eigenen Oma so ähnlich sieht, das andere Mal hat man es mit Patienten zu tun, die einem nicht sehr sympathisch sind, bis hin zur körperlichen Abneigung. Aber **jeder Patient hat ein Recht darauf, freundlich angesprochen zu werden.** Und wenn man das erwähnte „Patentrezept“ anwendet, wird einem dies auch gelingen.

Es wäre, wie vorhin schon gesagt, ein sehr umfangreiches Bemühen, sämtliche Äußerungsmöglichkeiten der Körpersprache in einem Buch zu beschreiben. Wir wollen uns daher auf wenige, leicht erkennbar einzuordnende Ausdrücke beschränken, die für den Leser als Kristallisationspunkte für eigene Überlegungen dienen sollen. Natürlich werden diese Ausdrücke nicht allein für sich angewandt, sondern stehen zumeist in Kombination mit anderen Ausdrucksmitteln.

Fangen wir mit den Augen an. Der Augenkontakt ist eines der wichtigsten Kontaktmittel überhaupt. Wenn wir während eines Gespräches unseren Gesprächspartner anschauen, das heißt, immer wieder unsere Augen auf das Gesicht oder die Augen des Gesprächspartners richten, entsteht für ihn der Eindruck, daß wir ihn ganz in den Mittelpunkt unserer Ausführungen stellen. Die Hauptaufnahmeorgane des Menschen sind Augen und Ohren. Wenn uns etwas wichtig erscheint, so richten wir diesem unsere Hauptaufnahmeorgane zu.

Im Radio werden Nachrichten verlesen. Während dieser Zeit beschäftigen wir uns mit etwas anderem, lesen etwas oder schreiben, und hören den Nachrichten nur mit „halbem Ohr“ zu. Plötzlich wird in den Nachrichten über etwas berichtet, das uns interessiert. Die meisten Menschen werden in einer solchen Situation ihren Kopf zum Radio drehen und das Radio anblicken, obwohl das Radio ja keine Informationen für das Auge liefert.

Was uns wichtig ist stellen wir in den Mittelpunkt unseres Interesses. Wenn wir den Gesprächspartner nicht anschauen, kann der Eindruck entstehen, wir wollten ihm nicht die Wahrheit sagen, oder wir seien an seine Ausführungen oder an ihm desinteressiert.

Auf der Intensivstation muß eine Schwester genau die anzeigenden Instrumente beobachten. Der Patient versucht, mit der Schwester ein Gespräch zu führen. Die Schwester, die ihre Aufgabe gewissenhaft wahrnimmt, beobachtet die Instrumente und kann deshalb nicht den Patienten anblicken. Beim Patienten entsteht mit größter Wahrscheinlichkeit der Eindruck: „Die interessiert ja gar nicht, was ich sage.“ Leider kann sich die Schwester in einer solchen Situation nicht anders verhalten.

Natürlich soll man den Gesprächspartner nicht dauernd anstarren (fixieren), so, wie die Schlange das Kaninchen ansieht, denn dies wirkt aggressiv. Aber zumindest dann, wenn der Gesprächspartner spricht, sollte man ihn anschauen.

Wenn wir Angst haben oder erschrecken, reißen wir meistens die Augenlider sehr weit auf, um jede mögliche Gefahr sofort zu erkennen. Wenn wir die Augenlider ein wenig schließen, drücken wir damit aus, daß wir Vertrauen zu unserem Gesprächspartner haben und von ihm nichts befürchten. Wenn uns jemand eine kleine Bosheit oder eine kleine Frechheit sagt und uns dabei zuzwinkert, eventuell noch dabei lächelt, so entschärft er damit seine Worte. Auch viele Politiker, die ja zumeist ein intensives Fernsehtraining mitgemacht haben, zwinkern sehr oft, besonders dann, wenn die Kamera auf sie gerichtet ist. Natürlich wenden sie nicht nur dieses Ausdrucksmittel der Körpersprache an, sondern einiges mehr.

Auch unser Mund drückt sehr viel aus. Es ist eindeutig, welches der beiden abgebildeten Gesichter freundlich und welches traurig oder verbittert wirkt.

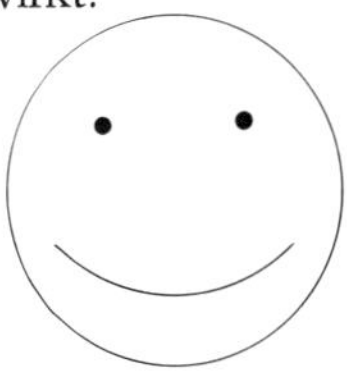

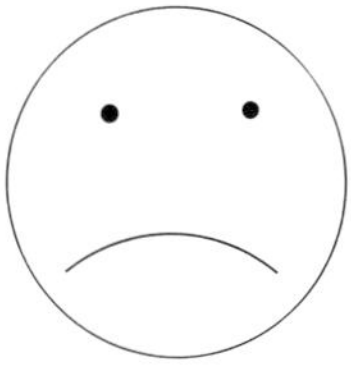

Man sieht, daß das linke Gesicht die Mundwinkel nach oben gezogen hat, dadurch ein Lächeln (ein Friedenssignal) zum Ausdruck bringt und eher sympathisch wirkt, während das rechte Gesicht mit den heruntergezogenen Mundwinkeln das Gegenteil aussagt. Auch Politiker und andere Personen des öffentlichen Lebens wirken auf ihre Mitmenschen nicht sehr positiv, wenn sie die Mundwinkel nach unten ziehen oder die Lippen zusammengepreßt haben und somit einen verbitterten Ausdruck an den Tag legen. Damit betreiben sie mit Sicherheit keine Eigenwerbung. Politiker, denen das Schicksal hochgezogene Mundwinkel beschert hat und die dadurch immer den Anflug eines Lächelns bieten, wirken sympathischer. In Illustrierten oder Zeitungen werden Sie oft feststellen können, daß prominente Persönlichkeiten meist lachend oder lächelnd abgebildet sind. Sind Verbrecher abgebildet, so tragen sie meist eine düstere Miene.

Unserem Gesicht stehen etwa 80 Muskeln zur Verfügung, von denen viele an einem Lächeln beteiligt sind. Wenn Sie ein Lächeln nur andeuten, müssen Sie weniger Gesichtsmuskeln in Bewegung setzen. Dies geht dann leichter und wirkt ungezwungener. Wenn Sie also in einer Situation lächeln sollen, und es ist Ihnen nicht danach, trotz des vorhin angeführten „Patentrezeptes", so versuchen Sie doch, hier nur eine Andeutung von Lächeln zu produzieren. Die ist in jedem Fall besser, als wenn man anfängt, sämtliche am Lächeln beteiligten Gesichtsmuskeln mit Gewalt zu bewegen und dann letztlich eine Grimasse zieht.

Auch unsere Hände und Arme sagen sehr viel aus. Wenn man zum Beispiel im Stehen oder Sitzen die Arme vor der Brust verschränkt oder die Hände so zusammenschließt, daß man vorn „zugemacht" hat, wirkt es ein wenig wie eine Abschirmung gegenüber dem Gesprächspartner. Wir sprechen ja auch davon, daß ein Mensch verschlossen ist oder sich öffnet. Selten werden Menschen, die ein Gespräch im Rahmen eines guten Kontaktes im persönlichen Bereich führen, zum Beispiel mit einem Freund, die Hände vor der Brust verschränken oder vorn „zumachen“. Typisch für das Verschließen gegenüber der Umwelt ist die Haltung beim Gebet, bei der man verinnerlicht ist und sich gegenüber äußeren Umweltreizen verschließen will.

Menschen, die tagsüber viel auf den Beinen stehen und deren Arme dadurch den Schultergürtel herunterziehen, haben oft das Bedürfnis, die Hände zu verschränken, um den Schultergürtel zu entlasten. Typisch ist die sogenannte „Verkäufer-Wartehaltung“. Wenn Sie in ein Geschäft gehen und der Verkäufer hat gerade keine Kundschaft, werden Sie oft sehen, daß der Verkäufer mit verschränkten Armen dasteht. Damit entlastet er seinen Schultergürtel. Der Kunde, der nunmehr den Laden betritt, empfindet sich abgelehnt. Mit Sicherheit wird er nicht denken: „Ah, der Verkäufer entspannt gerade seinen Schultergürtel.“ Wir hatten ja schon erwähnt, daß wir an unserem Gesprächspartner immer nur das sehen, was sich an der Körperoberfläche abspielt und nicht unbedingt die eigentlichen Ursachen, die zu einer bestimmten Haltung oder Gestik führen, erkennen können.

Bei Krankenschwestern, Pflegern und Ärzten, die viel auf den Beinen sind, besteht auch die Gefahr des „Zumachens“. Beobachten Sie doch einmal, was Sie mit Ihren Armen machen, wenn Sie bei der Visite vor dem Krankenbett stehen und sich nicht gerade Notizen machen müssen. Verschränken Sie nicht auch dann oft die Arme?

Die Arme dem Gesprächspartner leicht entgegenzuhalten bedeutet, wenn dabei noch die Handflächen nach oben zeigen, sozusagen ein Friedensangebot gegenüber dem Gesprächspartner. Sind die Oberarme am Körper angelegt, die Unterarme nach vorn gestreckt, und die Handflächen zeigen nach oben, so will man damit oft die Ehrlichkeit der wörtlichen Aussage unterstreichen, oder es soll damit das Unvermögen, dem Wunsch des Gesprächspartners zu entsprechen, ehrlich ausgedrückt werden. Im letzteren Fall wird dies auch manchmal mit einem leichten Anheben der Schulter und einem leichten Schräghalten des Kopfes in Verbindung stehen.

Bei einem Gespräch, in dem die Gesprächspartner keinen guten Kontakt zueinander haben, wird meist der Handrücken dem Gesprächspartner zugewandt sein. Beobachten Sie sich einmal selbst: Wenn Sie jemanden besuchen, der als Haustier einen Hund oder eine Katze hat, so werden Sie dann, wenn Sie das Tier zu sich rufen, ihm automatisch die Handfläche zeigen und sagen: „Komm her." Wenn Sie mit dem Tier nicht in Kontakt kommen wollen, werden Sie zu dem Tier sagen „Geh weg" und eine Bewegung mit der Hand machen, wobei Sie dem Tier den Handrücken zuwenden.

Dem Gesprächspartner die Hand entgegenzuhalten, wobei die Hand nach oben zeigt, die Handfläche nach vorn, bedeutet ein Zurückschieben, ein Zurückdrängen. Eine ganz schlimme Wirkung hat es, wenn dabei die Hand zu Boden gesenkt wird (wegwerfende Bewegung). Besonders schlecht ist es, wenn jemand Ihnen gegenüber argumentiert, und Sie machen, während er spricht, diese wegwerfende Handbewegung. Ihr Gesprächspartner wird dann meist selbst in Wut geraten und nicht wissen warum.

Auch die „freundlichen" Handzeichen der Autofahrer, die sich ja während der Autofahrt mit einem anderen Fahrer nur durch Zeichen verständigen können, beinhalten oft diese wegwerfende Handbewegung. Ein Autofahrer zeigt dem anderen den Vogel, worauf der andere ihm gegenüber die wegwerfende Handbewegung macht. Beide ärgern sich über den anderen und freuen sich, daß sie den anderen geärgert haben.

Auch der erhobene Zeigefinger kann einiges aussagen: Wenn der Handrücken dabei dem Gesprächspartner zugewandt ist und die Hand leicht seitlich hin und her bewegt wird, wird der erhobene Zeigefinger dabei als Drohung empfunden werden. Wird bei erhobenem Zeigefinger die Handkante nach vorn gehalten, so sollen meist die gleichzeitig damit gesprochenen Worte in ihrer Bedeutung unterstrichen werden. Diese Haltung kann auch als „Belehrung" vom Gesprächspartner empfunden werden. Man sieht also, daß manchmal nur eine kleine Veränderung einer Haltung genügt, um eine andere Aussagekraft zu erlangen.

Interessant ist es auch, zu sehen, welche „Kämpfe" mit „Hieb- und Stichwaffen" (Bleistift oder Kugelschreiber) manchmal ausgeführt werden. Besonders dann, wenn konträre Standpunkte bei den Gesprächspartnern vorliegen. Wahrscheinlich haben unsere Vorfahren ihrem Gesprächspartner bei gegenteiliger Meinung die eigenen Argumente mit dem Stock „reingeprügelt". Dies scheint ein Relikt davon zu sein.

Interessant ist es, wenn beiden Gesprächspartnern ein Bleistift oder Kugelschreiber zur Verfügung steht, der zu Beginn des Gespräches griffbereit auf dem Tisch liegt. Greift dann im Laufe des Gespräches ein Gesprächsteilnehmer seinen Kugelschreiber, so dauert es meist keine halbe Minute, bis der andere seinen Kugelschreiber auch in der Hand hat, um die „Waffengleichheit" herzustellen. Den Beteiligten wird das oft gar nicht bewußt. Wenn man solche Gespräche mit einer Kamera aufnimmt und den Beteiligten nachher den Film vorführt, sind sie meistens selbst darüber überrascht.

Auch mit unseren Beinen sagen wir vieles aus. Wenn wir während des Stehens oder während des Sitzens mit den Füßen oder Beinen wippen, machen wir unseren Gesprächspartner meistens nervös. Wir wollen mit unseren Beinen schon weglaufen. Die Höflichkeit gebietet es aber, noch sitzen zu bleiben. Das wirkt ungefähr so, als würden wir unserem Gesprächspartner sagen: „Ich möchte möglichst das Gespräch beenden. Ich höre Ihnen nur noch aus Höflichkeit zu." Dieses Verhalten wird als Beendigungssignal empfunden.

Auch mit unserer Körperhaltung drücken wir vieles aus. Wenn man beispielsweise beim Stehen die Arme waagerecht in die Hüften stemmt, so daß die Ellenbogen seitlich abstehen oder beim Sitzen die Hand so auf den Oberschenkel stemmt, daß der Arm seitlich abgewinkelt ist oder die Hände so auf die Schreibtischplatte aufstemmt, daß die Ellenbogen dabei seitlich wegstehen, so betreibt man eine sogenannte Oberflächenvergrößerung. Beobachten Sie einmal, wenn zwei Menschen Krach miteinander bekommen, dann dauert es nicht lange, bis sie eine solche Haltung einnehmen. Die Ursache für eine Oberflächenvergrößerung kann natürlich auch sein, daß sich der eine Gesprächspartner dem anderen unterlegen fühlt und aus diesem Grunde mit „Imponiergehabe" reagiert.

Nicht nur Menschen betreiben Oberflächenvergrößerung, sondern auch eine Vielzahl von Tieren macht dies: Der Hund sträubt die Nakkenhaare, die Katze macht einen Buckel und springt seitwärts, damit sie möglichst groß aussieht, viele Fische machen es, der Elefant hebt den Rüssel und klappt die Ohren seitlich weg, der Pfau schlägt ein Rad usw. Unsere Vettern im Urwald sträuben die Schulter- und Nackenhaare zur Oberflächenvergrößerung. Und wenn uns das kalte Gruseln über den Rücken rinnt, ist dies nichts anderes als der vergebliche Versuch, die nicht mehr vorhandenen Nackenhaar aufzustellen.

Das Gegenteil der Oberflächenvergrößerung ist die Oberflächenverkleinerung. Die drückt sich beim Mann beispielsweise so aus, daß er die Schultern hängen läßt, sie leicht nach vorne einrollt und mit einer

Hand die andere hält, ähnlich wie Fußballer, die einen Strafstoß abwehren wollen. Die meisten Frauen nehmen bei der Oberflächenverkleinerung die Arme vor die Brust, allerdings nicht verschränkt. Meist halten sie dabei noch das Ellenbogengelenk des einen Armes mit der Hand des anderen. Sowohl Männer als auch Frauen können bei einer solchen Demutshaltung den Kopf leicht schräg halten.

Beobachten Sie einmal, wenn ein körperlich großer Mensch mit einem körperlich kleineren im Stehen spricht. Der Kleinere wird zumeist Oberflächenvergrößerung betreiben und dabei noch mit den Füßen hochwippen, der Größere wird seine Oberfläche zu verkleinern suchen, um den Niveauunterschied auszugleichen (gleiche Ebene), um seinen Gesprächspartner nicht zu aggressiven Handlungen zu reizen.

Auch die Entfernung zum Gesprächspartner drückt einiges aus. Führen Menschen ein Gespräch im Rahmen eines guten persönlichen Kontaktes, so werden sie wahrscheinlich eine kurze Entfernung zueinander bevorzugen (man kommt sich näher). Wird das Gespräch im Rahmen eines schlechten Kontaktes geführt, wird meist die Entfernung weiter sein („Den will ich mir vom Leib halten"). Während ein und desselben Gespräches kann sich, manchmal sogar in rascher Folge, das positive oder negative Berühren der Interessenlage des Gesprächspartners schnell ändern. Dies kann sich häufig in einem Vorbeugen und Zurücklehnen, ja unter Unständen sogar Zurückrutschen mit dem Stuhl, ausdrücken. Wenn sich ein Gesprächspartner allerdings kurz in seinem Stuhl aufsetzt, meist mit einem Ruck, dann kommt er zwar auch ein wenig näher, aber das deutet auf einen bevorstehenden verbalen Angriff seinerseits hin.

Es gibt auch Menschen, die versuchen, unbewußt ihren Gesprächspartner durch Verkürzen der Entfernung zu einem Kontakt zu zwingen, um ihr Gesprächsziel zu erreichen. Diese Verkürzung der Entfernung kann soweit gehen, daß der Gesprächspartner am Ärmel oder an der Jacke herangezogen wird oder der Gesprächspartner über den Schreibtisch „angerobbt" kommt (Schreibtischrobbe). Ein solches Verhalten wird man zumeist bei „schlichteren" Gemütern finden, aber nicht nur. Ein solcher „Distanzfresser" wird meistens nur dann aktiv, wenn er vom anderen etwas will und der andere nicht unbedingt diesem Wunsch entsprechen möchte.

Wir haben uns nunmehr mit einigen Ausdrucksmöglichkeiten unserer Körpersprache befaßt. Dieses Buch soll ja nun kein Lehrbuch über

Körpersprache sein, sondern es sollen dem Leser nur einige Anhaltspunkte geliefert werden, um in Zukunft seine Mitmenschen im Gespräch besser beobachten zu können. Überlegen Sie doch bitte einmal, weshalb Ihnen manche Menschen sympathisch sind und weshalb Ihnen manche unsympathisch sind. Versuchen Sie, dies einmal unabhängig von den gesprochenen Worten zu beurteilen. Ich weiß, daß dies schwierig ist, da sich in bezug auf Sympathie und Antipathie die Eindrücke des gesprochenen Wortes und der Körpersprache leicht vermischen. Beobachten Sie einmal, wie Menschen mit ihrer Körpersprache auch dann reagieren, wenn sie Ihnen etwas sagen. Versuchen Sie auch, einmal zu überlegen: „Warum nehme ich jetzt gerade in dieser Phase des Gespräches diese oder jene Haltung ein?“ Man kann aus solchen Beobachtungen und Selbstbeobachtungen sehr viel lernen, was einem letzten Endes nicht nur bei der beruflichen Tätigkeit, sondern auch im Privatleben zugute kommt.

Die Stimme stellt ebenfalls einen Teilbereich des Ausdrucksmittels Körpersprache dar. Auch hier wollen wir, wie im vorangegangenen Abschnitt über die Körpersprache nicht ein komplettes Lehrbuch liefern, sondern nur soweit Anregungen geben, daß Sie selbst bei guter Beobachtung Ihre Schlüsse ziehen können. Der Mensch kann durch Akustik sehr stark beeinflußt werden. Denken wir zum Beispiel daran, wie stark uns Musik beeinflussen kann. Sie kann uns in bestimmte Stimmungen versetzen und auch unser Verhalten beeinflussen. Denken wir zum Beispiel daran, daß ein Stück von Richard Wagner auf uns anders wirkt als eine Polka, ein Trauermarsch oder ein sentimentaler Schlager. Beobachten Sie in einem Tanzlokal Tanzpaare bei unterschiedlicher Musik. Bei Beatmusik springen sie kontaktlos herum, bei einem sentimentalen „Schleicher“ gehen die Paare auf „Nahkampf“. Musik, die in Kaufhäusern gespielt wird, soll unser kritisches Bewußtsein einschläfern und uns dadurch zum Kauf anreizen. Trompetensignale, die früher beim Militär verwandt wurden, waren auf die jeweilige Situation abgestimmt. Das Signal zum Angriff wirkt aufreizend, das Signal zum Sammeln beruhigend.

Genau wie Musik wirkt auch unsere Stimme als Trägerinstrument für unsere Worte akustisch auf den Gesprächspartner. Die Hauptkriterien für die Stimme sind ähnlich wie die für Musik, und zwar die Stimmlage (Tonhöhe), die Lautstärke und der Rhythmus, der durch das jeweilige Tempo bestimmt wird.

Die Stimmlage: Die Höhen und Tiefen, die wir mit der Stimme produzieren. Gemeint sind die Schwankungen um die Normallage der Stimme. Manche Menschen haben eine höhere Normallage der Stimme, manche eine tiefere. Das Anheben der Stimme aus der Normallage heraus drückt zumeist Erregung aus. Diese kann freudig sein (zum Beispiel bei der Begrüßung eines guten Freundes, den man lange nicht gesehen hat), aber auch Angst (Angstschrei) oder andere Erregung ausdrücken. Bei manchen Menschen „überschlägt" sich die Stimme, wenn sie sich während eines Gespräches sehr aufregen. Das Absenken der Stimme, vor allem, wenn es mit einer langsamen Sprechweise, mit einem langsamen Sprechtempo, verbunden ist, kann Beruhigung ausdrücken, auch Trauer, in Verbindung mit normalem Sprechtempo unter Umständen auch Verärgerung.

Interessant sind auch in der Tonfolge kurze, abfallende oder kurze, ansteigende Worte. Am besten kann man solche Beobachtungen bei Telefongesprächen machen, weil hier die Stimme mehr im Vordergrund steht und das visuelle Ereignis beim Gespräch nicht ablenkt. Wenn Sie mit jemandem am Telefon sprechen und er läßt ab und zu ein kurzes „ja" oder „hm" mit abfallender Stimme hören, so entsteht bei Ihnen mit Sicherheit der Eindruck, daß er gelangweilt ist oder ihn dieses Telefongespräch nicht interessiert. Mit dem Abfallen der Stimme setzt der Gesprächspartner Beendigungszeichen. Der Punkt im Satz wird beim Lesen dadurch akustisch verdeutlicht, daß die Stimme abfällt. Das Anheben der Stimme des Gesprächspartners signalsiert sozusagen ein Komma, für den Gesprächspartner ein Fortsetzungszeichen. Er hat Interesse an Ihren Ausführungen.

Beobachten Sie einmal, wenn Sie jemandem etwas am Telefon erzählen, das ihn nicht sehr interessiert, wie sich dann sein „Ja, ja" anhört oder wenn Sie einem Gesprächspartner am Telefon einen für ihn günstige Nachricht oder freudige Botschaft übermitteln, wie sein „Ja, ja" dann klingt. Man kann dies auch feststellen, wenn man morgens einen Kollegen, der zur Arbeitsstätte kommt, mit „Guten Morgen" begrüßt. Antwortet er kurz „Morgen" mit abfallender Stimme, bekommt man sofort den Eindruck, der Kollege habe schlechte Laune. Beantwortet er das „Morgen" mit ansteigender Stimme, gewinnt man den Eindruck, daß er gut aufgelegt sei.

Besonders wichtig ist dies bei der Nennung des Namens des Gesprächspartners. Man kann ihm durch das Anheben oder Senken der

Stimme zu verstehen geben: „Ich freue mich, Sie zu sehen und mit Ihnen zu sprechen" oder auch mit abfallender Stimme das Gegenteil signalisieren.

Auch die Lautstärke sagt sehr viel aus. Wenn sich jemand ärgert, wird er meistens mit seiner Stimmer lauter. Das Lauterwerden ist eine Art akustischer Oberflächenvergrößerung und soll den anderen mehr beeindrucken. Wenn zwei Menschen im Gespräch Krach bekommen (schon dieses Wort allein sagt etwas über die Lautstärke aus), werden sie meistens lauter. Das Leiserwerden im Gespräch kann, besonders wenn mit abgehacktem Rhythmus gesprochen wird, Angst symbolisieren, man kann aber auch durch das Leiserwerden den Gesprächspartner zwingen, sich auf das Gespräch zu konzentrieren. Er muß uns, um uns zu verstehen, erhöhte Aufmerksamkeit widmen. Auch bei Drohungen wird man manchmal leiser, weil man ja die Aufmerksamkeit des Gesprächspartners auf sich konzentrieren möchte. Auch geübte Redner sprechen manchmal leiser, wenn sie die Zuhörerschaft auf etwas besonders aufmerksam machen wollen. Das leisere Sprechen kann auch dann angewandt werden, wenn man dem Zuhörer kundtun will, daß man ihm nun etwas Wichtiges mitteilen will.

Auch der Sprechrhythmus oder das Sprechtempo stellt einen wichtigen Faktor dar. Man spricht oft zu schnell, wenn man unter Zeitdruck steht und glaubt, möglichst viel sagen zu müssen. Eine Weile kann der Gesprächspartner einem solchen Wortfluß folgen, aber auf die Dauer wird das nicht möglich sein, er schaltet ab. Kurze Pausen im Gespräch vor Gesprächshöhepunkten erhöhen die Dramatik des nach der Pause gesprochenen Wortes. Eine Pause hat ja immer das Moment des Ungewissen an sich. Was kommt nun danach? Eine Pause ist dadurch charakterisiert, daß sich in ihr nichts ereignet. Auch der Regisseur Hitchcock hat durch „Pausen" Spannung in seine Filme gebracht.

Der Film zeigt mehrere Sekunden lang ein Zimmer. Nichts rührt sich darin, nichts bewegt sich. Im Grunde genommen eine Pause. Der Zuschauer fiebert nun danach: „Was wird sich nun ereignen?" Dies erhöht die Spannung. Nun braucht sich in diesem Zimmer nur ein Vorhang zu bewegen und das Publikum zuckt zusammen.

Auch gute Witzerzähler verstehen es, durch Pausen, die auch durch das mehrfache Erzählen ein und desselben Faktums in verschiedenen Varianten erfolgen können, ihre Witze so zu erzählen, daß sie spannend wirken. Ein und derselbe Witz, von einem Amateur oder einem Profi erzählt, kann völlig unterschiedlich wirken.

Wir wollen auch in diesem Bereich nur einige Anregungen geben, die als Anhaltspunkte für eigene Beobachtungen dienen sollen. Zum Abschluß des Kapitels „Körpersprache“ sei nochmals darauf hingewiesen, daß man im Bereich der Körpersprache nicht verabsolutieren und sagen kann, diese Bewegung oder diese Geste bedeutet das, und diese Geste bedeutet jenes. Man kann nur sagen, die Geste *kann* das bedeuten oder *kann* jenes bedeuten, sie ist im Zusammenhang mit anderen Äußerungen der Körpersprache so oder so zu sehen.

Die Frage
und die Technik ihrer Anwendung

In den vorangegangenen Kapiteln haben wir uns vorwiegend mit dem Verhalten des Menschen befaßt und haben dabei dessen Hintergründe ein wenig ausgeleuchtet. Im Rahmen der Gesprächsführung lassen sich aber auch gewisse „Techniken“ anwenden, mit denen man den Gesprächspartner im Sinne der eigenen Gesprächszielsetzung beeinflussen, man könnte auch sagen, im Sinne der Gesprächszielsetzung motivieren kann. Wenn Sie dem Autor dieses Buches übel wollen, können Sie auch sagen: „Ah, jetzt werden wir mit Techniken der Manipulation des Menschen vertraut gemacht.“ In diesem Fall müßte Ihnen sogar recht gegeben werden. Denn eine Grenze zwischen Motivation und Manipulation zu ziehen, ist bisher noch niemandem gelungen.

Als der Autor einmal einen Vortrag vor Ärzten über die Führung von Mitarbeitern im Krankenhaus hielt und in diesem Zusammenhang auch auf die Fragetechnik zu sprechen kam, rief ihm ein junger Arzt zu: „Was Sie uns hier beibringen ist die Manipulation des Menschen!“ Daraufhin hat im der Autor geantwortet: „Da haben Sie völlig recht, mit dem, was Sie sagen. Sie, Herr Doktor, haben Medizin studiert, um kranken Menschen zu helfen. Dazu sind Sie allein nicht in der Lage, sondern Sie brauchen Mitarbeiter. Diese Mitarbeiter können Sie ja nun nicht irgendwie draufloswerken lassen, sondern Sie müssen, um die Heilung der Kranken zu erreichen, Ihre Mitarbeiter auch führen und zu bestimmten Handlungen veranlassen. Wenn Ihnen dies nicht gelingt, ist die Heilung der Kranken in Frage gestellt. Um diese Handlungen Ihrer Mitarbeiter zu erreichen, werden Sie auch die Fragetechnik einsetzen müssen. Die Fragetechnik ist ein Instrument der Gesprächsführung. Ein Instrument sagt noch nichts über seine Handhabung aus. Ein Messer ist auch ein Instrument. Sie können ein Messer dazu verwenden, um damit Brot zu schneiden. Oder Sie können mit dem Messer einen Menschen totstechen. Die Frage ist, in welchem Sinne Sie das Instrument einsetzen. Das ist Ihrer Ethik überlassen. Meine Aufgabe ist es, Ihnen dieses Instrument zu beschreiben. Würde ich dies nicht tun, so wäre dieses ‚Manipulationsinstrument‘ auch nicht aus der Welt geschafft. Ich mache es Ihnen nur bewußt.“ Diese Antwort hat dem jungen Arzt eingeleuchtet. Ich bitte auch Sie, liebe Leserinnen und liebe Leser, meine nachfolgenden Darstellungen über Gesprächstechniken in dem Sinne, wie ich es dem jungen Arzt dargelegt habe, aufzufassen.

In der Gesprächsführung haben wir zwei Grundelemente, nämlich die **Aussage** und die **Frage.** Der wichtigste Unterschied zwischen einer Frage und einer Aussage liegt darin, daß eine Aussage nicht unbedingt eine Reaktion des Gesprächspartners erforderlich macht.

Herr A sagt zu Herr B: „Draußen scheint die Sonne." Herr B hat nun mehrere Möglichkeiten der Reaktion: 1. Er sagt: „Das freut mich." 2. Er sagt: „Es wurde aber schon Zeit." 3. Er sagt gar nichts.

Das heißt, der Gesprächspartner muß aufgrund der Aussage des anderen Gesprächspartners nicht unbedingt reagieren. Anders bei der Frage. Fragt Herr A Herrn B: „Scheint draußen die Sonne?", so muß Herr B (eine normale Gesprächssituation vorausgesetzt) entweder „ja" sagen oder „nein". Das heißt, er muß reagieren. **Auf eine Frage nicht zu reagieren bedeutet eine ganz grobe Unhöflichkeit.** Man drückt dadurch so ungefähr aus: „Sie sind für mich nicht vorhanden, Sie sind Luft für mich."

Was können Fragen bewirken? (incl. Fragekatalog)

Der Gesprächspartner muß also auf eine Frage reagieren. Wenn man sich zum ersten Mal mit der Fragetechnik auseinandersetzt, ist es verblüffend, was durch das Stellen von Fragen für Reaktionen bewirkt werden können. Nehmen Sie doch einmal ein Blatt Papier und einen Bleistift zur Hand. Legen Sie das Buch aus der Hand, und denken Sie einmal selbst zehn Minuten über die nachstehend genannte Frage nach.

Was kann das Stellen von Fragen im Gespräch bewirken?

Vielleicht haben Sie bisher über eine solche Frage noch nie nachgedacht und tun dies jetzt zum ersten Mal. Wollen wir versuchen, diese Frage hier nun zu beantworten. Dadurch, daß ich eine Frage stelle, erfahre ich etwas vom Gesprächspartner, ich erhalte von ihm Informationen. Wie wir schon vorher gesagt haben, ist es für uns sehr wichtig, möglichst viele Informationen vom Gesprächspartner zu erhalten, um ihn auf seine Situation hin besser beraten zu können.

Nehmen wir einmal an, wir sollen das Umfeld des Gesprächspartners in Erfahrung bringen. Nun könnten wir natürlich an den Gesprächspartner die Frage stellen: „Wie sieht Ihr Umfeld aus?“ In einem solchen Fall würden wir wahrscheinlich einen verständnislosen Blick ernten. Vielleicht wir Ihnen ein Agrarier antworten: „Dort habe ich in diesem Jahr Kartoffeln angebaut.“ Aber wir können uns vorher überlegen, welche Punkte wir in Erfahrung bringen müssen, um das Umfeld des Patienten kennenzulernen. Das heißt, wir müssen die Frage „Wie sieht Ihr Umfeld aus?“ in mehrere Unterfragen auflösen. Wir müßten versuchen, daß wir zum Beispiel folgende Punkte in Erfahrung bringen:

Was ist sein Beruf?
Welchen Arbeitsplatz hat er?
Wie sieht seine Familie aus?
Wie ist sein Familienstand?
Ist seine Ehe in Ordnung?
Welche ist seine Konfession?
Ist er religiös eingestellt?
Hat er Kinder?
Welche Bezugsperson hat er?
Welche Eßgewohnheiten?
Welche Schlafgewohnheiten? (z. B. Schichtarbeiter)
Welche Hobbys?
Wie sehen die baulichen Gegebenheiten seiner Wohnung aus?
Hat er viele Freunde?
Ist er in Clubs oder Vereinen?
Übt er eine Nebentätigkeit aus?
Wie in etwa ist die Größenordnung seines Einkommens?
Hat er finanzielle Sorgen?
Hat er Sorgen mit der Familie oder mit dem Arbeitsplatz?
Und mit Sicherheit noch eine Reihe weiterer Fragen.

Wenn wir diese und weitere Punkte in Erfahrung gebracht haben, können wir uns in etwa ein Bild über sein Umfeld machen. Natürlich geht dies nicht so vor sich, daß wir uns vor ihn hinsetzen und die Fragen wie eine Check-list von ihm abfragen. In einem solchen Fall wird er wahrscheinlich bald verstockt werden und keine Antworten mehr geben, sondern das Gespräch muß immerhin noch ein Gespräch bleiben. Aber wenn uns klar ist, wonach wir fragen müssen, können wir unser Gespräch so steuern, daß wir die für uns wichtigen Informationen bekommen. Wenn man sich vor einem solchen Gespräch überlegt, wonach man fragen muß, so wird man dieses Gespräch leichter führen können. Ich bin überzeugt davon, daß, wenn ich Sie, bevor Sie den vorangegangenen Fragenkatalog gelesen haben, gefragt hätte: „Welche Punkte müssen Sie in Erfahrung bringen, um sich ein Bild vom Umfeld des Patienten zu machen?", Sie von den hier aufgeführten Punkten auf Anhieb vielleicht drei oder vier genannt hätten. Natürlich könnten wir auch den Patienten von sich erzählen lassen. Aber würde er uns dann die für uns wichtigsten Punkte erzählen oder sich beispielsweise während des ganzen Gespräches nur über sein Hobby verbreiten?

Seien wir doch ehrlich: Vielfach ist das Erkennen des Umfeldes des Patienten ein Ergebnis des Zufalls. Weil uns der Patient eben zufälligerweise Einzelheiten aus seinem Umfeld erzählt hat, die für uns wichtig sind. Wenn wir uns vorher auf die Fragen vorbereiten, wird es kein „Zufallstreffer", daß wir die für uns wichtigen Punkte erfahren, sondern wir können diese Punkte direkt ansteuern. Wir erstellen in einem solchen Fall quasi eine Anamnese für das Umfeld.

Nehmen wir an, wir wollen zur Behandlung eines Suchtkranken (z. B. Alkoholikers) Informationen von seinen Angehörigen bekommen. Bevor Sie weiterlesen, versuchen Sie erst einmal, Punkte aufzuschreiben, nach denen Sie in einem solchen Gespräch fragen müßten. Das ist schwer, so schnell fällt einem nichts ein. Im Gespräch wird uns das aber ähnlich ergehen. Wir wollen einmal prüfen, ob wir die nachstehenden Gesichtspunkte in Erfahrung bringen müßten.

Will ihm der Angehörige helfen?

Sieht er in dem Suchtkranken eine Belastung?

Wie ist das Verwandtschaftsverhältnis?

Welchen Bekanntenkreis, welche Bezugsperson hat der Suchtkranke?

Hat er Arbeit?

Seit wann besteht die Abhängigkeit?

Wodurch kam sie zustande?

Bestehen die Probleme, durch die die Sucht zustande kam, noch immer?

Will der Suchtkranke überhaupt, daß ihm geholfen wird? (aus der Sicht des Angehörigen)

Hat er bereits eine Entziehungskur hinter sich?

Sind Hilfen und welche für die Zukunft (nach dem Entzug) gewährleistet?

Welche Interessengebiete oder Hobbys hat der Suchtkranke?

Bei einigem Überlegen wird man mit Sicherheit darauf kommen, daß noch einige Fragen mehr vonnöten sind. Wenn man aber unvorbereitet in ein solches Gespräch geht, fallen einem höchstens vier oder fünf der genannten Fragen ein. Bitte, bereiten Sie sich auch geistig auf Gespräche vor. **Machen Sie sich vor Gesprächen eine „Check-list", um im Gespräch dann gezielt nach den Punkten fragen zu können, die für Sie wichtig sind.** Der Gesprächserfolg bleibt sonst vielfach ein Zufallstreffer.

Vielleicht sei an dieser Stelle einmal eine heitere Begebenheit eingeflochten: Ein Meisterschütze des amerikanischen FBI machte Urlaub auf einem Dorf in der Prärie. Dabei fand er auf sehr vielen Bäumen und Zäunen Zielscheiben aufgezeichnet, bei denen der Schuß jeweils in der Mitte der Scheibe saß. Natürlich interessierte es den Meisterschützen, wer sein „Kollege" hier im Dorf sei. Er fragte sich nach diesem durch und – wurde an den Dorftrottel verwiesen. Leicht verwirrt fragte er diesen: „Wie machen Sie das bloß, daß Sie so hervorragende Schießleistungen erzielen?" Daraufhin antwortete der Gefragte: „Nehm ich Revolver, und mache bumm-bumm in die Gegend. Dann schaue ich, wo Schuß hingegangen ist und Einschußloch sitzt. Danach hol ich Topf mit Pinsel und Farbe, und mal ich die Kreise darum herum".

Ähnlich kann es einem bei Gesprächen ergehen, wenn man sich nicht vorher genau überlegt, *was* man durch dieses Gespräch erreichen will und *wie* man dazu vorgehen muß. Wenn wir ohne solche klare Vorstellungen ein wichtiges Gespräch führen wollen, dann machen wir mit unseren Worten „bumm-bumm" in die Gegend. Nur ist es bei unseren Gesprächen so, daß die „Zielscheibe" meist schon vorgegeben ist, nämlich zum Beispiel den Patienten zu einer Mitarbeit an der Therapie zu gewinnen, Patienten zu einer Änderung ihrer bisherigen Lebensgewohnheiten zu veranlassen oder unter Umständen auch Angehörige dafür zu gewinnen, am Heilungsprozeß des Patienten mitzuwirken usw. Wir haben also im Nachhinein nicht die Möglichkeit, bildlich gesprochen, die Zielscheibe um das erzielte Gesprächsergebnis herumzumalen. Auch das gesprochene Wort kann, ähnlich wie die Kugel, die den Lauf verlassen hat, nicht mehr zurückgeholt werden. Deshalb ist es besser, wenn wir uns vor einem Gespräch überlegen, was wir den Patienten oder Angehörigen fragen wollen oder müssen, welche Argumente wir bringen wollen (wir kommen darauf noch zurück) und wie wir dabei taktisch vorgehen. Wer sich auf das Motto „Mir wird schon einfallen, was ich ihn frage oder ihm sage" verläßt, kann leicht zu einem „Wort-bumm-bumm" kommen. Nicht nur in Zusammenhang mit der Fragetechnik, sondern auch im Zusammenhang mit anderen Gesprächstechniken wird Ihnen dieses Buch weitere Hinweise zur Vorbereitung von Gesprächen aufzeigen.

Eine weitere Funktion, die die Frage ausübt, ist: **Derjenige, der die Frage stellt, lenkt die Richtung des Gespräches,** er führt das Gespräch, er agiert, der Gefragte reagiert.

Können Sie sich vorstellen, wenn Sie jemand fragt: „Wie geht es Ihnen?", daß Sie ihm darauf antworten: „Morgen ist Donnerstag."? Ihre Antwort wird wahrscheinlich sein: „Danke, es geht mir gut" oder „Es geht mir schlecht". Aufgrund der Frage sind Sie nunmehr gezwungen, über Ihr Wohlbefinden zu sprechen und nicht über den Wochentag. Die Bestimmung des Gesprächsthemas bzw. die Festlegung der Gesprächsrichtung ist durch den Fragenden erfolgt (natürlich sagt dies noch nichts über den Wahrheitsgehalt der Antwort aus). Bitte merken Sie sich: **Wer fragt führt, wer fragt agiert, wer antwortet reagiert.**

Gerade wenn für ein Gespräch verhältnismäßig wenig Zeit zur Verfügung steht und man einen „redefreudigen" Gesprächspartner hat, der immer wieder vom Thema abschweift, kann man durch eine Frage wieder zum Thema zurückführen, ohne daß man den Gesprächspartner etwa mit folgenden Worten rügen muß: „Antworten Sie im Sinne meiner Frage" oder „Sprechen Sie zum Thema, und schweifen Sie nicht andauernd ab".

Der Pfleger will die Eßgewohnheiten eines Patienten erforschen. Dieser Patient ist ein passionierter Angler. Der Pfleger fragt den Patienten, was er gerne esse. Der Patient zählt eine Reihe von Speisen auf, unter anderem auch Fisch. Dann fügt er hinzu: „Wissen Sie, ich angele die Fische meistens selbst. Das Angeln ist nämlich mein Hobby. Ich habe einen wunderbaren Teich gepachtet. Allerdings muß man natürlich in diesen Teich auch viel Arbeit investieren. Der Algenbewuchs des Teiches muß in Grenzen gehalten werden. Dazu muß man . . ." Und nun würde der Pfleger, ließe er den Patienten weiterreden, einen Vortrag über Teichpflege, Methoden des Angelns usw. zu hören bekommen. Nun könnte der Pfleger, um wieder zum Thema zurückzukommen, sagen: „Lieber Herr A, schweifen Sie nicht ab. Wir sprechen nicht über Angeln, sondern wir wollen über Ihre Eßgewohnheiten reden." Damit würde er sicher Herrn A frustrieren. Aber der Pfleger kann auch anders vorgehen. Natürlich wird er nicht sofort, wenn ein Wort fällt, das nicht zum Thema gehört, durch eine Frage zum Thema zurückführen. Wenn er aber merkt, daß der Patient nun zu einem längeren Vortrag über Nebenthemen kommt, kann er, nachdem er eine Weile zugehört hat und der Patient gerade eine kleine Gesprächspause macht, etwa folgendes sagen: „Oh, ich wußte ja gar nicht, daß dies ein so interessantes Gebiet ist und daß mit dem Angeln so viele Probleme verbunden sein können. Sie hatten mir gerade erzählt, daß Sie gerne Fisch essen. Wie oft in der Woche essen Sie denn Fisch?" Damit wäre er wieder beim Thema.

Man kann durch Fragen auch die „Situationsmacht" scheinbar an den Gesprächspartner abgeben. Wenn wir Gespräche beobachten, werden wir feststellen können, daß im Verlauf eines Gespräches einmal der eine Gesprächspartner, dann der andere Gesprächspartner dominiert. Dieses Machtausüben im Gespräch kann dadurch erfolgen, daß in bestimmten Gesprächssituationen einmal der eine Gesprächspartner die Richtung des Gespräches bestimmt, bestimmte Handlungen oder Aussagen vom Gesprächspartner verlangt oder sonstwie über seinen Gesprächspartner verfügt, dann wieder der andere.

Bringen wir uns noch einmal in Erinnerung, was wir bezüglich des Machtbedürfnisses gesagt haben. Wenn wir den Eindruck haben, daß unser Gesprächspartner über uns Macht ausüben will, wehren wir uns, auch oft unbewußt, dagegen. Wenn wir den Eindruck haben, in einer Gesprächssituation die Macht (Situationsmacht) auszuüben, gibt uns dies ein besseres Gefühl, ist es vom Kontakt im persönlichen Bereich her besser, und wir sind eher geneigt, die Entscheidung (Entscheiden bedeutet ja Macht ausüben) im Sinne des Gesprächspartners zu treffen.

Herr A will Herrn B etwas erzählen, von dem er weiß, daß es Herrn B interessiert. Er fragt deshalb Herrn B: „Soll ich Ihnen erzählen, was ich gestern gehört habe?" Daraufhin Herr B: „Ja". Dann erzählt Herr A Herrn B, was er ihm erzählen wollte. Er handelt ja auf Anordnung des Herrn B. Herr B hat den Eindruck, in dieser Phase des Gespräches zu dominieren.

Herr A hätte zu Herrn B auch sagen können: „Jetzt werde ich Ihnen erzäheln, was ich gestern gehört habe." In diesem Fall hätte Herr B vielleicht nicht so interessiert zugehört und vielleicht, wenn auch unbewußt, nach Gründen gesucht, die diese Erzählung für ihn als weniger interessant bzw. uninteressant erscheinen lassen, da er sich, wenn auch unbewußt, von Herrn A beherrscht gefühlt hätte.

Wodurch unterscheidet sich der erste und der zweite Fall? Im ersten Fall hat Herr A scheinbar die Situationsmacht an Herrn B abgegeben und Herrn B bestimmen lassen, wie der weitere Verlauf des Gespräches erfolgen soll. Nachdem er selbst diese Entscheidung getroffen hat, identifiziert er sich damit und hört interessiert zu. Im zweiten Fall hat Herr A die Situationsmacht ausgeübt, indem er entschieden hat. Herr B wehrt sich dagegen, daß über ihn Macht ausgeübt wird. Dieses Machtausüben kann außer durch Befehle auch durch subjektive Feststellungen (wie bei Herrn A) erfolgen, wobei man Entscheidungen trifft, die die Interessenlage des Gesprächspartners berühren, ohne sich darum zu kümmern, ob er damit einverstanden ist.

„Sie bekommen jetzt Ihre Rotlichtbehandlung."

Sie können aber auch durch Stellungnahmen erfolgen, wobei ich meine subjektiven Bewertungsmaßstäbe für den Gesprächspartner als verbindlich erkläre (ihm das Recht zu einer eigenen Urteilsfindung oder Meinung abspreche).

Der Patient sagt zur Schwester: „Schwester, es ist so heiß im Zimmer. Können Sie die Heizung nicht kleiner stellen?" Darauf die Schwester: „Es ist doch nicht heiß."

Der Pfleger versucht, den Patienten über die Wirkungsweise von Medikamenten aufzuklären. Er sagt: „Ich werde Ihnen jetzt erklären, wie die Medikamente bei Ihnen wirken." (Feststellung).

Hätte er gesagt: „Interessiert es Sie, zu erfahren, wie die Medikamente bei Ihnen wirken?", dann hätte eine solche Einleitung einen höheren Aufmerksamkeitsgrad beim Patienten bewirkt und auch das kooperative Verhalten gefördert.

Mit dem Patienten soll eine Nierenfunktionsprüfung durchgeführt werden. Die Schwester sagt zum Patienten: „Der Arzt muß heute bei Ihnen eine Nierenfunktionsprüfung durchführen lassen. Darf ich Ihnen erklären, in welcher Form Sie daran mitwirken müßten? Sie müssen nüchtern bleiben, es wird Blut abgenommen ...“

Die Schwester hätte auch in Form einer Feststellung sagen können: „Der Arzt hat bei Ihnen eine Nierenfunktionsprüfung angeordnet. Dazu müssen Sie nüchtern bleiben ...“

Theoretisch hätte Herr B auf die Frage von Herrn A: „Soll ich Ihnen erzählen, was ich gestern gehört habe?“ auch antworten können: „Nein“. Eine solche Antwort wird man auf eine solche Frage selten erhalten. Erhält man sie trotzdem, dann kann es sich oft bei dem Gesprächspartner um einen „Spaßvogel“ handeln, der mit seinem „nein“ ein kleines Scherzchen machen wollte. Meist wird dann der Geprächspartner auch dabei lächeln. Sollte der Gesprächspartner ernsthaft mit „nein“ antworten, dann ist der Gesprächspartner mit Sicherheit schwer verstimmt. Er will mit seinem „nein“ dem Fragenden „am Zeug flicken“ oder „Rache“ für andere Ereignisse im Gespräch nehmen. Die Situation in diesem Gespräch ist dann meistens so verfahren, daß es vielleicht zweckmäßiger wäre, das Gespräch zu einem anderen Zeitpunkt fortzusetzen (Natürlich nicht mit der Formulierung: „Ach, mit Ihnen rede ich darüber nicht!“). **Beenden Sie niemals, auch wenn Sie im Gespräch nicht „Sieger“ geblieben sind, ein Gespräch so, daß Sie dieses Gespräch nicht eventuell zu einem anderen Zeitpunkt wieder aufgreifen können.**

Eine weitere Form der Ausübung von Situationsmacht ist der Befehl. Über den Befehl hatten wir uns schon bei dem Thema „Machtbedürfnis“ ausgelassen. Ein Befehl kann sehr leicht ein unkooperatives Verhalten beim Gesprächspartner auslösen.

Aus einer betrieblichen Notwendigkeit heraus soll Schwester Agatha heute eine Überstunde machen. Die Stationsschwester sagt zu ihr: „Schwester Agatha, Sie müssen heute eine Stunde länger hierbleiben, da die Versorgung des Herrn Müller sonst nicht gewährleistet ist.“ Schwester Agatha erhält einen Befehl. Vielleicht wird sie antworten: „Heute kann ich nicht, ich muß zum Zahnarzt.“ Vielleicht wird sie auch sagen: „Warum muß immer ich dableiben, wenn Überstunden zu machen sind? Ich habe in diesem Monat schon so viele Überstunden gemacht, warum kann das nicht einmal eine andere Kollegin übernehmen? Ich habe ja schließlich auch meinen Haushalt und meine Kinder zu versorgen." Vielleicht wird Schwester Ahatha auch gar nichts sagen, weil ihr die genannten Gründe, die gegen Überstunden sprechen, nicht einfallen. Vielleicht wird sie dann verärgert zustimmen. Auf keinen Fall wird ein Befehl in ihr ein kooperatives Verhalten erzeugen, sondern eher ein oppositionelles. Auch wird der Nachsatz „. . . damit die Versorgung des Herrn Müller gewährleistet ist" im Zusammenhang mit einem Befehl als zusätzliches Druckmittel oder Erpressung empfunden.

Sagt die Stationsschwester: „Schwester Agatha, können Sie so nett sein, heute eine Stunde länger zu bleiben, damit die Versorgung des Herrn Müller gewährleistet ist?", so wird Schwester Agatha, wenn sie Zeit und Möglichkeit dazu hat, eher zustimmen. Sie wird sich also eher kooperativ verhalten. Den Nachsatz „. . . damit die Versorgung des Herrn Müller gewährleistet ist" wird sie nicht als Druckmittel, sondern als Argument empfinden.

Nachstehend einige Beispiele:

„Ist es Ihnen recht, wenn Sie jetzt Ihre Spritze bekommen?" („Ich gebe Ihnen jetzt die Spritze.")

„Können Sie sich morgen um 10.00 Uhr zum Verbandwechsel bereithalten?" („Halten Sie sich morgen für 10.00 Uhr zum Verbandwechsel bereit.")

„Können Sie es nicht so einrichten, daß Sie während der Besuchszeit kommen?" („Sie dürfen nicht außerhalb der Besuchszeit kommen.")

„Darf ich Ihnen das Frühstück hierher stellen?" („Hier stelle ich Ihnen das Frühstück her.")

Denken Sie doch bitte selber einmal darüber nach, wieviele Ihrer Befehle, die Sie geben, sich durch Fragen ersetzen ließen. Auch bei „höflichem" Verhalten, das wir in unserem Privatleben an den Tag legen, verwenden wir sehr oft die Frage anstelle des Befehls.

Herr A besucht Herrn B zum ersten Mal. Er klingelt an der Haustür. Herr B öffnet und sagt: „Ach, nett daß Sie da sind. darf ich Sie hereinbitten?" – „Möchten Sie Ihren Mantel ablegen?" – „Darf ich Ihren Mantel an der Garderobe aufhängen?" – „Wollen Sie ins Zimmer kommen?" – „Darf ich Ihnen Platz anbieten?" – „Hätten Sie gern eine Tasse Kaffee?" – „Darf ich Ihnen eine Zigarette anbieten?"

Hätte Herr B mit Befehlen gearbeitet, hätte sich das etwa folgendermaßen angehört: „Ach, nett daß Sie da sind. Kommen Sie herein! Ziehen Sie Ihren Mantel aus! Ihren Mantel hänge ich an die Garderobe! Kommen Sie ins Zimmer! Setzen Sie sich hier hin! Kaffee und eine Zigarette werde ich Ihnen auch gleich geben!"

Vielleicht werden Sie jetzt schmunzeln. Aber wenn wir dadurch, daß wir Befehle durch Fragen ersetzen, im Privatleben Höflichkeit an den Tag legen, warum nicht auch im Arbeitsleben? An dieser Stelle sei auch erwähnt, daß außer einer Frage noch eine Bitte oder eine Aussage im Konjunktiv (in der Möglichkeitsform) ähnliche Wirkungen wie die Frage erzielen können. Man läßt dem Gesprächspartner die Entscheidung und wirkt dadurch nicht bestimmend.

Bei der *Bitte* äußere ich einen Wunsch und stelle es dem anderen anheim, mir diesen Wunsch zu erfüllen. Er entscheidet.

Durch die *Anwendung der Möglichkeitsform* überlasse ich es ebenfalls dem anderen, zu entscheiden, ob er von der von mir aufgezeigten Möglichkeit Gebrauch macht.

Befehl: „Geben Sie mir ein Glas Wasser!"
Frage: „Können Sie mir ein Glas Wasser geben?"
Bitte: „Bitte, geben Sie mir ein Glas Wasser."
Möglichkeitsform: „Sie könnten mir ein Glas Wasser geben."
Auch Mischformen sind möglich: „Könnten Sie mir bitte ein Glas Wasser geben?"

Vor allem durch das Stellen einer Frage kann ich beim Gesprächspartner den Eindruck erwecken, daß ich selbst nicht die Situationsmacht ausübe und ihn damit zu einem kooperativen Verhalten veranlassen. Durch die Frage kann ich auch Emotionen unterschiedlichster Art beim Gesprächspartner hervorrufen. Die Frage: „Liebst Du mich?" wird zweifellos andere Emotionen beim Gesprächspartner hervorrufen als die Frage: „Bist Du verrückt?"

Durch die Frage kann ich auch einen **Denkprozeß** beim Gesprächspartner hervorrufen. Dieser Denkprozeß kann ihn zu Ergebnissen bringen, mit denen er sich deshalb identifiziert, weil er sie ja selbst ausgedacht hat und somit Selbsterkenntnise gewonnen hat. Ein altes Sprichwort sagt: „Selbsterkenntnis ist der erste Schritt zur Besserung." In diesem Sprichwort steckt ein tiefer Sinn. Grundsätzlich identifizieren sich Menschen sehr stark mit dem, was durch sie erdacht, geschaffen oder geformt wurde.

Wenn ich jemanden frage: „Was halten Sie von der wirtschaftlichen Lage in der Bundesrepublik?", so muß er, um seine Antwort zu formulieren, erst einmal nachdenken. Besonders wichtig für uns ist dies, wenn wir einen Patienten oder Angehörigen zur Mitarbeit an einer Therapie gewinnen wollen. Wir können ihm durch die Frage Perspektiven eröffnen, an die er vielleicht bisher nicht gedacht hat oder die er bewußt oder unbewußt verdrängt. Wenn der Patient, angeregt durch unsere Frage, Selbsterkenntnisse findet, wird er sicherlich eher die Bereitschaft haben, seine selbst gefundenen Erkenntnisse zu befolgen.

Man kann einem Suchtkranken (Alkoholiker), der vor der Entlassung steht, sagen: „Wenn Sie nach Ihrer Entlassung weiterhin trinken, werden Sie wahrscheinlich arbeitsunfähig werden."

Der Pfleger oder derjenige, der das Gespräch mit dem Patienten führt, kann zum Beispiel auch folgende Fragen stellen, wenn er das Umfeld des Patienten kennt: „Welche Folgen hätte es für Sie, wenn Sie arbeitsunfähig würden?" – „Könnten Sie dann die Raten für Ihr Haus noch bezahlen?" – „Unter welchen Verhältnissen würden Sie dann wohnen, wenn Sie Ihr Haus verlassen müßten?" – „Was würden Ihre Freunde sagen, wenn Sie einen solchen sozialen Abstieg vornehmen müßten?" – „Wie würden in diesem Fall Ihre Frau und Ihre Kinder von Ihnen denken?" – „Wie möchten Sie, daß Ihre heutigen Arbeitskollegen über Sie denken?" Diese Fragen dürften allerdings nicht auf den Patienten niederprasseln, sondern es soll immer noch ein Gespräch bleiben.

Natürlich ist damit kein Patentrezept genannt worden, das in jedem Fall funktioniert. Aber die Chancen, den Patienten für eine Mitarbeit zu gewinnen, sind größer. Wären wir hier in Form von Aussagen vorgegangen, hätten wir unter Umständen die Opposition des Patienten hervorrufen können.

„Wenn Sie infolge Ihrer geschädigten Leber arbeitsunfähig werden, können Sie sich auch die Raten für Ihr Haus nicht leisten und werden in eine kleine Mietwohnung ziehen müssen."

Der Patient hätte aufgrund der Aussage (Feststellung) nun Anhaltspunkte für ein oppositionelles Verhalten gehabt. Vielleicht würde er dann sagen: „Eine kleine Wohnung ist nicht das Schlechteste. Da hat man wenigstens nicht so viel Arbeit mit dem Aufräumen."

Versuchen Sie, durch Ihre Fragen den Denkprozeß und die Phantasie des Patienten anzuregen und ihn zum Nachdenken darüber zu veranlassen, welche erstrebenswerten Folgen eine Mitarbeit an der Therapie für ihn hat bzw. welche negativen Folgen sich aus einer Verweigerung der Mitarbeit ergäben. Auch Patienten, die einen Suizidversuch gemacht haben, wird man viel eher durch Fragen zu einer positiven Lebenseinstellung führen können als durch Befehle („Sie müssen das so sehen . . .", „Sie dürfen nicht . . .").

Einem Unfallpatienten, der ein Bein verloren hat, soll Mut zur Umschulung gemacht werden. Die Schwester stellt ihm Fragen wie: „Haben Sie nicht durch Ihre Tüchtigkeit im Leben schon sehr viel erreicht?" – „Haben Sie sich nicht mit Ihrer Energie und Zähigkeit ein Haus gebaut?" – „Haben Sie nicht in Ihrer Firma eine angesehene Position errungen?" – „Haben Sie sich nicht in Ihrem Beruf ständig weiterbilden und dazulernen müssen?" – „Meinen Sie nicht auch, daß Sie durch Ihre Tüchtigkeit auch auf einen anderen Beruf umschulen können?" – „Ist es Ihnen nicht wichtig, wieder eine gut bezahlte Stelle zu bekommen?" – „Wollen Sie denn auf viele Freuden des Lebens verzichten, weil Sie sich diese dann finanziell aufgrund Ihres Unfalls nicht mehr leisten können?" – usw.

Eine Frage kann auch der Herstellung und der Erhaltung des sozialen Kontaktes dienen. Sie zeigt, daß der Fragende sich mit den Belangen des Gefragten beschäftigt. Zum Beispiel zeigt dies die Begrüßung an: „Wie geht es Ihnen?". Auch der Patient, der im Bett liegt und mit Ihnen sozialen Kontakt haben möchte, wird Sie unter Umständen durch das Stellen von Fragen zwingen, noch länger bei ihm zu verweilen. Auch Kinder verstehen es hervorragend, die Erwachsenen durch die einfache Frage „Warum?" zum sozialen Kontakt zu zwingen, wobei sie die Begründung, die der Frage „Warum?" folgt, weniger interessiert.

Franzi: „Vati, warum war Onkel Franz gestern so gut aufgelegt?"
Vati: „Weil er im Lotto gewonnen hat."
Franzi: „Warum?"
Vati: „Weil, er gespielt hat."
Franzi: „Warum?" . . .

Ich glaube, diese Form der Erzwingung des sozialen Kontaktes durch Kinder ist allen Erwachsenen bekannt.

Durch das Stellen von Fragen kann man auch eine Frontenbildung im Gespräch verhindern, weil man sich durch das Stellen von Fragen nicht festlegt, aber trotzdem ein Anliegen an den Gesprächspartner herantragen kann. Fronten entstehen ja im Gespräch nur dadurch, daß man sich festlegt, einen Standpunkt einnimmt und der andere einen Gegenstandpunkt bezieht. Jeder fängt dann an, für seinen Standpunkt zu kämpfen. Daraus kann sich leicht ein Streitgespräch entwickeln. Natürlich kann es auch passieren, daß der Gefragte, wenn man sein Anliegen in Form einer Frage an ihn heranträgt, diese nicht im Sinne des Fragenden beantwortet. Aber dann baut sich wenigstens kein Streitgespräch auf, und der Fragende kann, ohne daß sich Fronten verfestigt haben, sein Anliegen vielleicht in anderer Form oder zu einem anderen Zeitpunkt an den Gesprächspartner nochmals herantragen.

Nachdem der Arzt es für besser hält, wenn der pflegebedürftige Patient nicht in ein Heim kommt, sondern von der Familie gepflegt wird, führt die Schwester mit der Schwiegertochter des Patienten folgendes Gespräch. Sie sagt: „Am besten ist es für den Patienten, wenn er zu Hause in seiner gewohnten Umgebung gesund gepflegt wird." Darauf die Schwiegertochter: „Ich werde es wohl zeitlich nicht schaffen, den Schwiegervater zu pflegen." Daraufhin die Schwester: „Soviel zusätzliche Arbeit macht das nicht." Daraufhin die Schwiegertochter: „Ich habe ja den Haushalt und die Kinder noch zu versorgen und werde dadurch nicht genügend Zeit haben, mich um den Schwiegervater zu kümmern." Die Schwester: „Das bißchen Zeit werden Sie doch noch finden." Die Schwiegertochter: „Sicher nicht."

Hier bahnt sich aus folgenden Gründen ein Streitgespräch an: Die Schwester hat eine Aussage gemacht und damit Stellung bezogen. Die Schwiegertochter macht eine Gegenaussage und bezieht eine Gegenposition. Jeder der beiden versucht nun, Argumente zu finden, um seinen Standpunkt zu verteidigen. Um diese Argumente zu finden, muß jeder der beiden Gesprächspartner nachdenken. Die Gefahr bei diesem Gespräch ist, daß nunmehr die Schwiegertochter die „Selbsterkenntnis" findet, daß der Schwiegervater in einem Pflegeheim besser aufgehoben wäre als bei ihr. Beobachten Sie einmal: Wenn Kinder Streit bekommen, erfolgen meist nur Aussagen.

Fritz zu Franzi: „Mein Vati ist größer als Dein Vati." Franzi darauf: „Dafür ist mein Vati stärker als Dein Vati." Fritz: „Das stimmt nicht, mein Vati könnte Deinen Vati verhauen." Franzi: „Das stimmt nicht, da würde mein Vati seine Reitgerte holen und Deinen Vati verdreschen." . . .
Am Ende geraten sich Fritzchen und Franzi „in die Haare".

Die Erwachsenen machen dies oft nicht viel anders. Erst beziehen sie Standpunkte, legen sich damit fest, dann versuchen sie, für ihre Standpunkte zu argumentieren und „verhauen" sich dann verbal mit Drohungen. Dabei verfestigen sich die beiden Standpunkte immer mehr. Für ein Streitgespräch ist die Aussageform typisch. Werden Fragen gestellt, so sollen diese meist nur dazu dienen, den Gesprächspartner zu einer für ihn negativen Aussage zu veranlassen. Die Schwiegertochter, im oben genannten Beispiel, zweifelt, ob sie Zeit erübrigen könne, ihren Schwiegervater zu pflegen. Sie hatte dabei ihren Tagesablauf nicht näher durchdacht, nicht daran gedacht, wie sie eventuell Zeit einsparen könnte, welche Arbeiten im Haushalt oder vielleicht im Garten nicht so vordringlich sind, daß sie ihr wöchentliches Reinemachen und Fensterputzen nicht auch im Zeitraum von 14 Tagen machen könnte, nicht daran gedacht, daß sie im Heim noch zuzahlen muß usw. Sie hatte sich auf den Standpunkt gestellt: „Ich kann nicht" und nun ihre geistigen Aktivitäten eingesetzt, diesen Standpunkt zu untermauern.

Wie wäre das Gespräch vielleicht verlaufen, wenn die Schwester gefragt hätte: „Wären Sie eventuell in der Lage, Ihren Schwiegervater im Hause aufzunehmen?" Vielleicht hätte die Schwiegertochter geantwortet: „Ich glaube, daß mich dies zeitlich zuviel belasten würde." Schwester: „Haben Sie eine Vorstellung von dem Zeitaufwand, den Sie zur Pflege Ihres Schwiegervaters brauchen?" Schwiegertochter: „Nicht genau, aber es wird wahrscheinlich viel Zeit dafür aufgewendet werden müssen." Schwester: „Kochen Sie denn jeden Tag das Mittagessen für Ihre Familie?" Schwiegertochter: „Ja." Schwester: „Würde es Ihnen viel Mühe machen, für eine Person mehr mitzukochen?" Schwiegertochter: „Das nicht." Schwester: „Fegen Sie denn jeden Tag, wenn Sie die Wohnung saubermachen, auch das Zimmer mit aus, in dem Ihr Schwiegervater liegen würde?" Schwiegertochter: „Ja". Schwester:

„Würde in dieser Beziehung Ihr Schwiegervater Mehrarbeit verursachen?“ Schwiegertochter: „Eigentlich nicht.“ Schwester: „Wie oft in der Woche gehen Sie einkaufen?“ Schwiegertochter: „Dreimal.“ Schwester: „Wie lange brauchen Sie für einen Einkauf?“ Schwiegertochter: „Oh, das dauert fast den halben Vormittag.“ Daraufhin die Schwester: „Könnten Sie es so einrichten, daß Sie nur noch einmal in der Woche einkaufen gehen?“ Schwiegertochter: „Naja, das ließe sich schon machen.“ usw.

In diesem Fall haben sich nicht schon nach den ersten Worten Fronten gebildet, die jeder verteidigen muß, denn die Schwester hatte ja „nur gefragt“ und keine Behauptungen aufgestellt oder Statements von sich gegeben und damit Feststellungen getroffen, durch die Fronten aufgebaut wurden. Außerdem hatte sie durch die weiteren Fragen die Schwiegertochter gezwungen, über eine rationellere Einteilung ihrer Arbeit nachzudenken und ihr Anregungen gegeben (bei ihr die Selbsterkenntnis gefördert), daß die Zeit zur Pflege des Schwiegervaters von ihr doch noch erübrigt werden könnte.

Natürlich kann man sagen, das Gespräch hätte so oder so verlaufen können. Hätte. Es hätte sowohl das erste Gespräch anders verlaufen können wie auch das zweite Gespräch. Nur die Chancen, das Gesprächsziel zu erreichen, wären im Fall 2 mit hoher Wahrscheinlichkeit besser gewesen.

Durch Fragen zwinge ich den Gesprächspartner zur Aussage. Mit dieser Aussage legt er sich fest. Dadurch gewinnt man die Basis für die Argumentation. Das Wort „argumentieren“ kommt vom lateinischen Wort „argumentum“. Und „argumentum“ heißt „der Beweis“. Beweisen heißt: Aus Tatbeständen logische Schlüsse ziehen. Beweisen kann ich aber nur dann, wenn sowohl der eine Gesprächspartner wie auch der andere von ein und denselben Tatbeständen ausgehen. Dazu müssen erst die gemeinsamen Tatbestände (die Basis) festgelegt und von beiden Gesprächspartnern anerkannt werden.

In seiner heiteren Form findet dieses Festlegen des Gesprächspartners und das Ableiten einer Argumentation aufgrund dieser Festlegung, das heißt, logische Konsequenzen aus dem zu ziehen, womit man den Gesprächspartner festgelegt hat, bei den sattsam bekannten „Häschenwitzen“ ihren Niederschlag.

Häschen kommt zum Metzger und fragt: „Hattu Rinderbrust?“ Metzger: „Ja.“ Häschen: „Hattu Schweinefüße?“ Metzger: „Ja.“

Häschen: „Hattu Schweinebauch?„ Metzger: „Ja.". Das Häschen zieht nunmehr die Konsequenz: „Ha, ha, muttu lustig aussehen in der Badewanne."

Anhand dieses Beispiels soll das Grundprinzip des Argumentierens („Hattu . . .?" – „Muttu . . .") dargelegt werden. Lesen wir noch einmal die zweite Version des Gespräches der Schwester mit der Schwiegertochter. Die Frage verhindert bei diesem Beispiel die Frontenstellung, regt den Denkprozeß der Schwiegertochter an und gleichzeitig wird die Schwiegertochter durch ihre eigenen Aussagen festgelegt: das Kochen für den Schwiegervater verursacht keine zusätzliche Arbeit, auch das Sauberhalten der Wohnung nicht, durch das Rationalisieren des Einkaufs kann sie zwei halbe Vormittage zusätzlich an Zeit gewinnen usw. Weitere Fragen der Schwester im Sinne der gestellten, hätten vielleicht die Schwiegertochter erkennen lassen, daß sie auch in anderen Bereichen noch Zeit einsparen kann, und sie hätte sich damit selbst festgelegt. Die Schwester faßt nun zusammen: „Wenn ich Sie richtig verstanden habe, können Sie in Ihren Haushalt durch Rationalisierungsmaßnahmen etwa acht Stunden in der Woche einsparen. Eine Reihe von Pflegeleistungen, wie das Kochen, das Saubermachen des Zimmers, bedeuten für Sie keine wesentliche Mehrarbeit. Zur Pflege Ihres Schwiegervaters werden Sie täglich etwa eine Stunde brauchen, um das Bett zu machen, ihm beim Waschen behilflich zu sein und ihm eventuell weitere kleinere Handreichungen zu machen. Sie würden also nicht nur zur rascheren Gesundung des Schwiegervaters beitragen, sondern hätten zusätzlich eine Stunde mehr Freizeit in der Woche."

Man sieht also, wie viele Aspekte uns die Frage bei der Anwendung in der Gesprächsführung eröffnet. Ich bin überzeugt davon, daß Sie, liebe Leserin und lieber Leser, wenn auch unbewußt, Fragen doch schon im Sinne der hier angeführten Gesichtspunkte im Gespräch verwendet haben. Es geht nur darum, daß man durch bewußten Einsatz dieser Fragetechnik die Anzahl der erfolgreich geführten Gespräche noch erhöht.

Es liegt uns Menschen allerdings näher, mit Aussagen und Feststellungen als mit Fragen zu arbeiten. Dies mögen atavistische Erscheinungen sein (Atavismus bedeutet das Auftreten von Eigenschaften unserer Vorfahren). Die Wissenschaft nimmt an, daß die ersten Worte, die der

Mensch sprechen lernte, Befehle waren („Komm her!" – „Geh weg!"). Ähnlich wie die Körpersprache sehr konkret ist, werden es wohl auch die ersten Worte unserer Vorfahren gewesen sein. Der Einsatz der Frage im Gespräch erfordert bereits einen höheren Grad des abstrakten Denkens, da die Frage ja im Hinblick auf eine zu erwartende Antwort gestellt wird. Hinzu kommt noch, daß es in der menschlichen Natur liegt, eigene Vorstellungen möglichst schnell zu realisieren. Wir möchten, mit anderen Worten gesagt, daß der Film so abläuft, wie wir ihn uns ausmalen.

Ein Kegelbruder wirft die Kugel in der Absicht ab, alle Neune zu treffen. Die Kugel rollt an die rechte Bande. Was macht der Kegelbruder? Er geht in die Knie und dreht die Schulter und den Rumpf nach links, als könnte er damit den Lauf der Kugel noch beeinflussen. Natürlich kann er dadurch keine Einflußnahme auf den Lauf der Kugel ausüben. Aber auch er möchte, daß das Geschehnis eben jetzt im Sinne seiner Vorstellung abläuft.

Der Kegler wird die Rumpfwendungen nicht zu Hause durchführen. Er wird versuchen, durch seine Bewegungen unmittelbar das Geschehen sofort zu beeinflussen. Mit Aussagen und Befehlen will ich erreichen, daß der andere schnellstmöglich Handlungen vollzieht, die meinen Vorstellungen entsprechen. Über den Umweg der Frage dauert es vielleicht etwas länger. Aus den voranstehend genannten Gründen neigen wir häufig dazu, eher zur Aussage als zur Frage zu greifen.

Manche Gesprächspartner werden versuchen, durch eine Gegenfrage einer Festlegung durch die Frage zu entkommen.

Herr A fragt Herrn B: „Wie geht es Ihnen?" Darauf Herr B: „Warum wollen Sie das wissen?"

Man weicht dadurch auf elegante Art einer Fragestellung aus. Wer dauernd Gegenfragen stellt, kann leicht seinen Gesprächspartner verärgern, weil dieser ja nun keine Ansatzpunkte bekommt und keine Informationen erhält.

Folgende nette, kleine Geschichte veranschaulicht die Wirkung von Gegenfragen: Ein Mann antwortet auf jede Frage, die ihm sein Gesprächspartner stellt, mit einer Gegenfrage. Der Gesprächspartner fing an, sich zu ärgern und fragte: „Warum beantworten Sie jede Frage mit einer Gegenfrage?" Darauf sein Gesprächspartner: „Warum soll ich das nicht machen?"

Die Schwester fragt den Patienten um 10.00 Uhr vormittags: „Haben Sie heute schon Ihre Turnübungen gemacht?" Darauf der Patient: „Soll ich die schon so zeitig am Vormittag machen?"

Die Schwester sieht die Tabletten, die der Patient hätte einnehmen sollen, noch auf dem Bettisch stehen. Sie fragt ihn: „Haben Sie denn Ihre Tabletten noch nicht genommen?" Darauf der Patient: „Hätte ich die denn nehmen sollen, obwohl ich keine Schmerzen habe?"

Gegenfragen werden oft von Personen gestellt, die befürchten, sich aufgrund der Antwort eine Kritik von ihrem Gesprächspartner oder andere Nachteile einzuhandeln.

Von einigem Interesse ist es auch, sich mit der sogenannten *rhetorischen Frage* zu befassen. Rhetorik heißt Redekunst. Den Begriff „rhetorische Frage" könnte man als „Rednerfrage" darstellen. Sie besteht darin, daß vom Gefragten keine Antwort erwartet wird oder, was häufiger der Fall ist, der Fragende sich die Frage selbst benatwortet.

Schwester zum Patienten: „Wissen Sie, welchen Vorteil diese Therapie Ihnen bietet? Der Vorteil liegt darin, daß . . .

Die Schwester hat hier eine Frage gestellt und beantwortet diese selbst. Der Effekt, der dadurch erreicht wird, ist folgender: Durch die Frage wird beim Gesprächspartner ein Denkanstoß ausgelöst (wir haben schon darüber gesprochen), und nunmehr beginnt er einen Denkprozeß, um die Frage zu beantworten. Er sucht also nach einer Lösung. In diesem Moment bietet der Fragende selbst die Lösung an. Der Gefragte ist nunmehr eher bereit und empfindet die dargebotene Antwort als Hilfestellung, weil er sich mit dem Problem ja selbst befaßt. Der Gefragte arbeitet, veranlaßt durch die rhetorische Frage, an diesem Gespräch mehr mit. Allerdings dürfen nicht zuviele rhetorische Fragen gestellt werden, weil sich der Gesprächspartner sonst entmündigt fühlt. Beispielsweise werden gegenüber kleinen Kindern oft rhetorische Fragen angewandt.

„Ja, wer kommt denn da? Das ist ja der kleine Franzi." – „Hat der Franzi schon Hunger? Ja, sein Bauch knurrt ja schon." – „Wird ihm da das Essen schmecken? Ei freilich."

Formen der Frage

Fragen lassen sich hinsichtlich ihrer Wirkungsweise nach verschiedenen Gesichtspunkten einteilen. Früher differenzierte man nicht sehr stark und teilte sie einfach in sogenannte *offene* und *geschlossene* Fragen ein. Als offene Fragen bezeichnet man solche, die dem Gesprächspartner einen breiteren Spielraum in der Beantwortung boten, z. B. „Können Sie mir erzählen, auf welchem Weg Sie hierher gekommen sind?" oder „Wie beurteilen Sie als Fachmann diese Therapie?"

Geschlossene Fragen sind solche, die nur einen kurzen Spielraum in der Beantwortung geben. Zum Beispiel: „Hatten Sie eine gute Reise?" – „Halten Sie die Therapie für gut?" Heute differenziert man bei den Fragen aufgrund ihrer Wirkungsweise etwas mehr.

Die Berichtsfrage

Man fordert vom Gesprächspartner einen Bericht über Fakten ab. Zum Beispiel: „Wie heißen Sie?" – „Wie alt sind Sie?" – „Wo wohnen Sie?" – „Haben Sie Telefon zu Hause?" Der Gesprächspartner wird hierbei nicht nach seiner Meinung gefragt, sondern er soll nur über Tatsachen berichten. Er wird in diesem Fall nicht als Subjekt (als Persönlichkeit), sondern als Objekt (als Informationsmedium) benutzt. Auch dann, wenn, wie in dem vorhin genannten Beispiel, die Fragen seine Person betreffen.

Stellt man eine Reihe solcher **Berichtsfragen** hintereinander an den Gesprächspartner, so wird man bemerken, daß seine **Antworten immer kürzer** werden und der Kontakt merklich nachläßt. Das Gespräch kann leicht einen „Verhörcharakter" bekommen. Eine Reihe solcher Berichtsfragen werden dem Patienten von der Aufnahmestelle vorgelegt. Dies läßt sich natürlich nicht verhindern, da man ja die Daten braucht. Auch werden Berichtsfragen den Gesprächspartner nicht frustrieren, wenn sie während eines Gespräches ab und zu eingeflochten werden.

Die Meinungsfrage

Bei der Meinungsfrage fühlt sich der Gesprächspartner als Subjekt angesprochen. Er wird in die Lage versetzt, seine Meinung darzulegen. Die Meinung eines Menschen ist eines seiner höchsten geistigen Güter.

Er hat sie sich selbst geschaffen und identifiziert sich mit ihr. Wird jemand nach seiner Meinung gefragt, so empfindet er dies als Aufwertung und fühlt sich wichtig genommen. Wenn jemand nach seiner Meinung gefragt wird, wird damit auch sein Geltungstrieb positiv berührt. Sehr schlimm ist es für einen Menschen, wenn Sie ihm sagen: „Ihre Meinung interessiert mich nicht."

Meinungsfragen beginnen meistens mit den Worten: „Was halten Sie von . . .?", „Wie beurteilen Sie . . .?", „Wie sehen Sie . . .?", „Was meinen Sie zu . . .?". Meinungsfragen können auch kurze Antworten vom Gesprächspartner abfordern. „Halten Sie die Regierung für fähig?" – „Meinen Sie, daß die Benzinpreise zu teuer sind?" – „Bedarf Ihrer Meinung nach die Straßenverkehrsordnung einer Änderung?"

Gerade wenn man einen Gesprächsabschnitt neu beginnt oder einen neuen Gesprächsabschnitt einführen möchte, sollte man mit einer Meinungsfrage beginnen.

Bei einem Pflegefall steht die Entlassung an. Der Pflegefall möchte nicht in ein Heim, sondern zu seiner Familie nach Hause. Die Schwester möchte mit einem Angehörigen diesbezüglich ein Gespräch führen. Sie beginnt das Gespräch, indem sie über den jetzigen Zustand des Patienten spricht und führt dann in das eigentliche Thema mit den Worten ein: „Was sollte denn Ihrer Meinung nach mit dem Onkel, der ja auch nach seiner Entlassung einer gewissen Pflege bedarf, geschehen?" Nun hat der Angehörige die Möglichkeit, der Schwester eventuell schon vorhandene Vorstellungen darzulegen oder die Schwester um Rat zu fragen, was denn nun weiter mit dem Onkel geschehen solle.

Wenn die Schwester nun im Verlauf des weiteren Gespräches Berichtsfragen an den Angehörigen richtet, wie zum Beispiel: „Wie groß ist ihre Wohnung?" – „Sind Sie berufstätig?" – „Ist Ihr Ehepartner berufstätig?" – „Haben Sie Kinder?" usw., wird dies nicht als „Ausfragerei" vom Gesprächspartner empfunden, wie er es wahrscheinlich empfinden würde, wenn das Gespräch mit Berichtsfragen begonnen worden wäre.

Meinungsfragen können auch sehr gut eingesetzt werden, wenn man **Streit zwischen Patienten schlichten** will oder wenn sich ein Patient über einen anderen beschwert.

Herr A beschwert sich bei der Schwester darüber, daß Herr B um 20.00 Uhr noch Besuch bekommt. Das finde er unerhört, denn es seien ja feste Besuchszeiten vorhanden. Außerdem wolle er am Abend seine Ruhe haben. Der Sohn des Herrn B kann vor 20.00 Uhr nicht kommen, da er in der Gastronomie beschäftigt ist und Dienst hat. Falsch wäre es nun, dem Patienten mit einer Rechtfertigungsfrage (siehe dort) zu kommen: „Warum stört Sie denn der späte Besuch? (Rechtfertigungsfrage). Sie schlafen um diese Zeit ja doch noch nicht (Feststellung). Ich werde den Sohn von Herrn B bitten, daß er leiser spricht (Stellungnahme).“ Vielleicht würde Herr A dann, verärgert über die Rechtfertigungsfrage, die Stellungnahme und die Feststellung, der Schwester antworten: „Natürlich kann ich um 8.00 Uhr noch nicht schlafen, weil die da nebenan dauernd reden. Auch wenn sie leiser reden, stört mich das.“

Die Schwester fragt jedoch: „Wollen Sie denn um 20.00 Uhr schon schlafen? (Entscheidungsfrage). Wissen Sie, daß es für den Sohn von Herrn B ein großes Opfer bedeutet, wenn er nach seiner anstrengenden Arbeit, die bis abends dauert, seinen Vater noch besucht? (Berichtsfrage). Wäre Ihnen damit geholfen, wenn wir Herrn B bitten würden, sich mit seinem Sohn leiser zu unterhalten? (Meinungsfrage).“

Da Herrn A vorwiegend Entscheidungs- und Meinungsfragen gestellt wurden, gerät er sozusagen auf die Geberseite und antwortet großzügig: „Wenn die beiden sich etwas leiser unterhalten würden, hätte ich nichts gegen den Besuch.“

Die Verärgerung des Herrn A über die Besuche des Herrn B hat wahrscheinlich nicht daraus resultiert, daß ihn die Gespräche zu einem Zeitpunkt, zu dem er sowieso nicht schlief, gestört hätten, sondern die eigentliche Ursache wird es vermutlich gewesen sein, daß sein Wunsch nach Ruhe nicht genügend respektiert wurde (Verletzung seines Geltungsbedürfnisses). Dadurch, daß die Schwester so vorgegangen war, nämlich den Patienten nach seiner Meinung zu fragen, wurde das Geltungsbedürfnis des Herrn A wieder entsprechend befriedigt.

Viele Verärgerungen und der daraus resultierende Streit oder die Beschwerden sind darauf zurückzuführen, daß Menschen ihre Wünsche zu wenig berücksichtigt fühlen und dadurch in ihrem Geltungstrieb verletzt werden.

Vati sagt zu Fritzchen: „Schlürf Deine Suppe nicht so!" Fritzchen schlürft weiter. Vati: „Du sollst Deine Suppe nicht so schlürfen!" Fritzchen schlürft weiter, wobei es egal ist, ob er dies tut, um die Grenzen seiner Macht zu finden oder Vati's Toleranzschwelle auszuloten oder einfach, um Vati zu ärgern. Vati fühlt seinen Wunsch und den daraus resultierenden Befehl zu wenig respektiert (Verletzung seines Geltungstriebes, wobei ihm dies natürlich nicht bewußt wird), ärgert sich, steht auf und gibt Fritzchen eine Ohrfeige.

Die Ursache vieler Verärgerungen ist die Verletzung des Geltungstriebes, wenn der Gesprächspartner glaubt, daß seine Meinung oder seine Ansichten zu wenig oder nicht respektiert werden. Durch eine Meinungsfrage oder Entscheidungsfrage kann man hier viel Ärger vermeiden.

Die Entscheidungsfrage

Bei der Entscheidungsfrage läßt man den Gesprächspartner über etwas entscheiden. „Mögen Sie eine Tasse Kaffee?" – „Hätten Sie gern ein Stück Kuchen dazu?" Dies sind Entscheidungsfragen. Natürlich soll man Entscheidungsfragen nicht so stellen, daß man damit den Gesprächspartner „vergewaltigt".

„Wollen Sie nun an Ihrer Therapie mitarbeiten oder nicht?"

Entscheiden bedeutet, Macht ausüben zu können. Wenn man dem Gesprächspartner zu verstehen gibt „Entscheiden Sie!", dann unterwirft man sich sozusagen, wenn auch oft nur scheinbar, seiner Macht. Man verhält sich dadurch kontaktpositiv und der Gesprächspartner ist nunmehr eher geneigt, eine Entscheidung, die unseren Wünschen entspricht, zu treffen. Entscheidungsfragen werden sehr häufig angewandt, um, wie wir es schon erwähnt haben, dem Gesprächspartner die „Situationsmacht" zu übertragen und Befehle zu ersetzen.

„Möchten Sie darüber informiert werden, wie die Medikamente, die wir bei Ihnen einsetzen, wirken?"

„Darf ich Sie darüber informieren, welche Folgen es haben kann, wenn Sie nicht die strenge Bettruhe einhalten?"

Die Alternativfrage

Die Alternativfrage ist eine Art Entscheidungsfrage, nur werden dem Gesprächspartner dabei zwei Möglichkeiten zur Auswahl angeboten. Gewissermaßen ist dies bei der Entscheidungsfrage auch der Fall. Der Gesprächspartner kann „ja" oder „nein" sagen. Bei der Alternativfrage liegen aber beide Entscheidungsmöglichkeiten im Sinne des Fragenden. Das nachfolgende Beispiel soll den Unterschied zwischen einer Alternativfrage und einer Entscheidungsfrage erläutern.

In einem Frühstückslokal waren zwei Kellner beschäftigt. Der erste Kellner fragte seine Gäste: „Wollen Sie das Frühstück mit oder ohne Ei?" (Entscheidungsfrage). Der zweite Kellner fragte seine Gäste: „Wollen Sie Frühstück lieber mit hartem oder mit weichem Ei?" (Alternativfrage).

Worin liegt nun der Unterschied in der Wirkung dieser beiden Fragen? Wir hatten schon an anderer Stelle festgestellt, daß man durch eine Frage das Gespräch in eine bestimmte Richtung lenken kann. Nachdem man zuerst denken muß, bevor man spricht, richtet die Frage eigentlich schon die Gedanken in eine bestimmte Richtung. Der erste Kellner richtet durch seine Frage die Gedanken des Gastes in eine „ja – nein"-Richtung. Der zweite Kellner richtet durch seine Frage die Gedanken des Gastes in die Richtung „hart oder weich". Die Tatsache, kein Ei zu bestellen, brachte der zweite Kellner dem Gast gar nicht in den Sinn. Die beiden aufgezeigten Alternativen liegen also bei der Alternativfrage im Sinne des Fragenden.

Im Sinne dieser Definition stellt die Frage, die der Vater seinem Sohn vorlegt: „Willst Du lieber Deine Hausaufgaben machen oder Ohrfeigen bekommen?", eigentlich keine Alternativfrage dar, denn es wird ja kaum im Sinne des Vaters sein, seinem Sohn unbedingt Ohrfeigen verabreichen zu wollen, während es im Sinne des Kellners liegt, Eier, egal ob hart oder weich, zu verkaufen. Soweit es die Frühstückseier betrifft, ist die Alternativfrage ja harmlos. Einen sehr stark manipulativen Charakter erhält die Alternativfrage, wenn die Alternativen, die dem Gesprächspartner vorgelegt sind, so aussehen, daß die erste Alternative für den Gesprächspartner mit Unannehmlichkeiten oder sonstigen negativen Auswirkungen belastet ist (Schockalternative), während die Entscheidung für die zweite Alternative für den Gesprächspartner leichter zu treffen ist. Mit größter Sicherheit entscheidet sich der Gesprächspartner für die zweite Alternative. Die beiden Alternativen werden, da sie nebeneinander gestellt werden, relativiert.

Dem Patienten ist das Inhalieren unangenehm. Er macht es deshalb nicht gern, läßt es widerwillig über sich ergehen und „meckert" darüber. Die Schwester fragt ihn: „Wollen Sie jetzt gleich inhalieren, oder soll ich erst in einer Stunde deshalb zu Ihnen kommen?" Der Patient sagt: „In einer halben Stunde." Die Schwester kommt in einer halben Stunde. Nachdem der Patient selbst über den Zeitpunkt entschieden hat, „mault" er nicht mehr wegen des Inhalierens.

Auf Alternativfragen werden wir im Zusammenhang mit dem Kapitel „Abschlußphase des Gespräches" nochmals zurückkommen.

Die Suggestivfrage

Jemandem etwas **„suggerieren"** wollen heißt nichts anderes als jemandem etwas **„einreden"** wollen. Durch eine Suggestivfrage will man den Gesprächspartner mit mehr oder minder sanfter Gewalt zu einer Äußerung in einem bestimmten Sinne veranlassen. In Suggestivfragen kommt das Wort „auch" sehr häufig vor. „Meinen Sie nicht auch, daß . . .?" – „Halten Sie es nicht auch für besser, wenn man . . .?"

Der Gefragte wird in den meisten Fällen aus Höflichkeit, wenn die gestellte Frage seiner Interessenlage nicht zu sehr zuwider läuft, zustimmen. Damit hat sich also der Gesprächspartner festgelegt. Sein Spielraum wurde eingeengt. Im weiteren Verlauf des Gespräches wird das dann vermutlich auch zu Schlußfolgerungen verwendet und gesagt: „Vorhin meinten Sie ja, . . ., dann müßten Sie eigentlich . . ."

Schwester zur Patientin, die aus irgendeinem Grund die vorgeschriebenen Tabletten nicht einnehmen möchte: „Wollen Sie nicht auch bald wieder zu Ihren Enkelkindern nach Hause kommen?" Die Patientin: „Doch, sehr gerne." Die Schwester: "Ist es dann nicht besser, wenn Sie diese Tabletten einnehmen?"

Die Ergründungsfrage

Ergründungsfragen fangen meistens mit den Frageworten „warum", „wieso", „weshalb" oder mit den Worten „aus welchen Gründen . . ." an. Es kann dabei sein, daß der Fragende und der Gefragte gemeinsam etwas ergründen wollen.

Die Stationsschwester hat festgestellt, daß es in der letzten Zeit mehrfach Beschwerden über das Essen gegeben hat. Sie weiß selbst nicht, worauf das zurückzuführen ist und bespricht sich mit ihren Schwestern. Sie stellt dabei die Frage: „Warum glauben Sie, daß sich Patienten in der letzten Zeit über das Essen beschwert haben?"

Es kann aber auch sein, daß der Fragende durch eine Ergründungsfrage den Gefragten in einen Denkprozeß bringen will, damit dieser selbst bestimmte Erkenntnisse findet. In diesem Zusammenhang werden Begründungsfragen auch häufig als rhetorische Fragen angewandt.

Der Pfleger zum Patienten, der von der ihm verordneten Bewegungstherapie nicht begeistert ist: „Warum, glauben Sie, daß Ihnen diese Therapie verordnet worden ist?" (siehe rhetorische Frage).

Der Pfleger will damit dem Patienten einen Denkanstoß geben. Dann erläutert er die Vorteile der Therapie.

Die Rechtfertigungsfrage

Die Rechtfertigungsfrage fängt ebenfalls mit „warum", „wieso", „weshalb" und „aus welchen Gründen" an. Nur bezieht sich ihr Inhalt auf das Verhalten oder künftige Verhalten des Gesprächspartners.

„Warum wollen Sie Ihre Tabletten nicht nehmen?"

Die Rechtfertigungsfrage zwingt den Gesprächspartner, sich oder sein Verhalten zu rechtfertigen. Rechtfertigen muß man sich einer „Obrigkeit" gegenüber, die unser Verhalten zu beurteilen hat, also vor einem Richter, vor einem Vorgesetzten. Wir haben eingangs gesagt, daß Kontakt eine Frage der gleichen Ebene ist. Wenn man dem Gesprächspartner eine Rechtfertigungsfrage vorlegt, verschiebt man die Ebenen in der Form, daß man sich selbst eine Ebene höher stellt oder den anderen eine Ebene herunterdrückt. Das kann zu einer schweren Störung im Bereich des persönlichen Kontaktes führen. Es kann beim Gesprächspartner dazu führen, daß der Gesprächspartner sich gedemütigt fühlt, daß man den Gesprächspartner in eine Verteidigungssituation bringt (Angeklagtensituation) oder daß er auf eine solche Frage aggressiv reagiert.

„Warum müssen Sie denn immer Unordnung auf Ihrem Nachtkästchen haben?"

„Weshalb wollen Sie sich denn nicht waschen?“

„Warum wollen Sie denn immer wieder aufstehen und nicht im Bett liegen bleiben?“

„Wieso müssen Sie denn als einziger hier auf der Station wegen jeder Kleinigkeit klingeln?“

„Warum können ausgerechnet Ihre Verwandten die Besuchszeiten nicht einhalten?“

Mit Sicherheit werden solche Rechtfertigungsfragen vom Gesprächspartner oft als Angriff empfunden. Sie stellen auch oft ein in falscher Form durchgeführtes Kritikgespräch dar.

Der Gesprächspartner wird dann besonders „sauer“ oder aggressiv reagieren, wenn er sich für etwas rechtfertigen soll, das seiner Meinung nach seiner subjektiven Bewertung unterworfen ist.

Die Schwester fragt den Patienten: „Warum schmeckt Ihnen denn das Essen nicht?“ Damit wird sie den Patienten selten zu einer sachlichen Äußerung bewegen können wie zum Beispiel: „Es ist mir ein wenig zu schwach gewürzt.“

Durch die Rechtfertigungsfrage über einen Sachverhalt, der seiner subjektiven Bewertung unterliegt, wird der Gefragte in den meisten Fällen verärgert reagieren und eventuell sagen: „Weil den Fraß keiner hinunterwürgen kann.“

In sehr vielen Fällen **ist es besser, wenn man die Rechtfertigungsfrage durch eine Meinungsfrage ersetzt.** Besser wäre es, die Rechtfertigungsfrage „Warum schmeckt Ihnen das Essen nicht?“ durch die Meinungsfrage „Wie sollte denn das Essen zubereitet sein, damit es Ihnen schmeckt?“ zu ersetzen. Durch den Ersatz einer Rechtfertigungsfrage durch eine Meinungsfrage wird der Gesprächspartner nicht in eine Rechtfertigungs- oder Verteidigungssituation gebracht. Durch eine Meinungsfrage wird er zur konstruktiven Mitarbeit aufgefordert.

Der Patient möchte nicht ins Pflegeheim. Um über die Bedenken des Patienten bezüglich des Pflegeheims diskutieren zu können und diese Bedenken eventuell zerstreuen zu können, muß man sie natürlich kennen. Die Frage des Pflegers: „Warum wollen Sie denn nicht ins Pflegeheim?“ wird auf den Patienten bedrückend wirken und kann ein Gefühl der Hilflosigkeit auslösen, besonders dann, wenn er Schwierigkeiten hat, sich zu artikulieren. Er muß sich ja jetzt rechtfertigen, daß er es wagt, anderer Meinung zu sein. Wenn der Pfleger jedoch fragt: „Worin liegen Ihrer Meinung nach die Gründe, die gegen ein Pflegeheim sprechen?", so wird der Patient, der nunmehr nicht das Gefühl hat, sich oder seine Überlegungen rechtfertigen zu müssen und außerdem aufgefordert wurde, in der Richtung „Gründe gegen das Altersheim" zu sprechen, hier seine Bedenken oder Befürchtungen eher an den Tag legen und sich im weiteren Gespräch kooperativ verhalten.

Durch „warum"-Fragen kann sich der Gesprächspartner leicht in die Ecke gedrängt fühlen und aggressiv reagieren.

Ein Patient befürchtet, von Tabletten, die er einnehmen soll, unangenehme Nebenwirkungen. Von einem Dritten, für ihn Kompetenten, war er einmal vor diesen Nebenwirkungen gewarnt worden. Er weigert sich, seine Tabletten zu schlucken. Würde ihn die Schwester fragen: „Welche Bedenken bestehen Ihrer Meinung nach gegen diese Tabletten?", so würde er wahrscheinlich sagen: „Ich habe gehört, daß . . ." und seine Gründe darlegen können.

Die Rechtfertigungsfrage: „Warum wollen Sie Ihre Tabletten nicht essen?" reizt ihn so sehr, daß er der Schwester antwortet: „Das Gift soll essen, wer will, ich nicht."

Wenn man also versucht, Rechtfertigungsfragen durch Meinungsfragen zu ersetzen, wird man den Gesprächspartner wesentlich weniger reizen und eher zu einem sachlichen Gespräch kommen.

Die provokatorische Behauptung als Frage

„Provozieren" heißt „hervorrufen", „hervorlocken". Durch eine Frage will ich ja beim Gesprächspartner eine Antwort hervorrufen. Dies kann man nicht nur durch Fragen, sondern auch durch Behauptungen erreichen. Solche Behauptungen haben gleichsam die Wirkung einer Frage, weil man dasselbe Ziel damit erreicht, nämlich, vom Gesprächspartner etwas zu erfahren. Deshalb sei sie hier auch bei der Fragetechnik genannt.

Der eine Gesprächspartner behauptet etwas und läßt den anderen dazu Stellung nehmen. Aus der Stellungnahme des Gesprächspartners kann er seine Schlüsse ziehen. Sehr häufig behauptet bei der provokatorischen Behauptung als Frage der eine Gesprächspartner etwas Unrichtiges und läßt sich vom anderen Gesprächspartner korrigieren. Durch diese Korrektur erfährt er das, was er wissen will. Hinzu kommt noch, daß man eine Frage an der Satzstellung und am Tonfall erkennt. Bei wichtigen Gesprächen löst eine Frage vielfach beim Gesprächspartner bildlich gesprochen eine rote Warnlampe aus („Vorsicht Frage! Bei der Antwort mußt du dich festlegen, also antworte nicht konkret, sondern ausweichend"). Der Vorgang läuft vielfach unbewußt ab.

Bei einer provokatorischen Behauptung ist, da es sich ja um eine Aussage handelt, der Fragecharakter nicht sofort erkennbar. Hinzu kommt noch, daß es die meisten Menschen reizt, wenn sie mit einer unrichtigen Behauptung konfrontiert werden, diese richtigzustellen. Diese provokatorische Behauptung im Sinne einer Frage wird dann angewandt, wenn der Gesprächspartner aus irgendwelchen Gründen keine klare Aussage machen will. Ein wenig „überfährt" man ihn schon.

Der Patient befindet sich im Gespräch mit dem Pfleger. Der Patient ist ein starker Raucher. Er raucht etwa 30 Zigaretten pro Tag. Er befürchtet, wenn er diese Tatsache dem Pfleger mitteilen würde, daß der ihn deshalb rügen könnte. Der Pfleger fragt ihn (Berichtsfrage): „Wieviele Zigaretten rauchen Sie am Tag?" Der Patient: „Das ist schwer zu sagen. Manchmal rauche ich ein paar Zigaretten mehr, manchmal ein paar weniger." Der Pfleger (provokatorische Behauptung): „Sie rauchen doch mindestens 60 Zigaretten am Tag." Der Patient: „Soviel nicht, höchstens 30."

Die Pausenfrage

Eine etwas ausgefallene Form der Frage ist die Pausenfrage. Die Pausenfrage ist nur sehr begrenzt anwendbar. Sie besteht eigentlich in einem Appell an die Hilfsbereitschaft des Gesprächspartners. Wenn ein guter Kontakt im persönlichen Bereich zwischen den Gesprächspartnern besteht und der eine dem anderen helfen will, dann wird sie funktionieren. Wenn wir jemanden nicht mögen, freuen wir uns ja, daß er eine kleine Niederlage erleidet.

Der Pfleger: „An Zigaretten rauchen Sie pro Tag ungefähr ..., äh, ..." Der Patient: „Nun so ca. 30 Stück am Tag."

Meistens wird bei der Anwendung der Pausenfrage das „äh" noch einen leichten Anklang eines fragenden Tonfalls haben.

Weiteres zur Fragetechnik

Alle diese Frageformen, die wir bisher genannt haben, können sowohl als direkte Fragen wie auch als indirekte Fragen gestellt werden. Bei der direkten Frage erhält ja der Gefragte schon einen Hinweis, was der Gesprächspartner wissen möchte und kann unter Umständen daraus Schlüsse ziehen, die er in seiner Antwort berücksichtigt. Bei der indirekten Frage wird die Aufmerksamkeit des Gefragten in eine andere Richtung gelenkt, trotzdem erfährt der Fragende das, was er wissen möchte aus der Kenntnis der Zusammenhänge.

Es kann natürlich auch sein, daß mehrere indirekte Fragen notwendig sind, das Gesprächsziel zu erreichen. Besonders dann sind indirekte Fragen angebracht, wenn man Aussagen erfahren will, die der Gesprächspartner nicht gerne macht.

Der Arzt will wissen, ob sein Patient durch die Ehe psychischen Belastungen ausgesetzt ist. Er fragt den Patienten: „Führen Sie eigentlich eine harmonische Ehe?“ (direkte Frage). Der Patient, der nicht zugeben will, daß seine Ehe nicht so richtig funktioniert, daraufhin zögernd: „Ja, . . ., doch, . . .“. Durch diese zögernde Antwort bekommt der Arzt den Eindruck, daß der Patient nicht ganz aufrichtig ist und stellt nunmehr indirekte Fragen: „Gehen Sie denn manchmal mit Ihrer Gattin gemeinsam Abendessen?“ Patient: „Selten.“ Arzt: „Sehen Sie gern fern?“. Patient: „Ich sitze fast jeden Abend vor dem Fernseher.“ Der Arzt: „Gehen Sie abends öfter mal allein aus?“. Der Patient: „Doch.“ Der Arzt: „Ist Ihre Gattin denn damit einverstanden?“ Der Patient: „Nein, eigentlich hat sie das nicht so gern.“ Der Arzt: „Haben Sie denn manchmal mit Ihrer Gattin Meinungsverschiedenheiten?“ Der Patient: „Das passiert schon mal.“

Durch diese indirekten Fragen kann sich der Arzt unter Umständen einen besseren Einblick verschaffen als durch eine direkte Frage.

Der Patient soll eine Entfettungskur machen. Die Schwester möchte seine Eßgewohnheiten erforschen. Würde ihn die Schwester fragen: „Essen Sie viel?“, würde er wahrscheinlich sagen: „Viel nicht, aber bei mir schlägt ja alles gleich so an.“

Die Schwester stellt indirekte Fragen: „Kochen Sie gern?" – „Gehen Sie gern ins Restaurant?" – „Sehen Sie gern fern?" – „Essen Sie während des Fernsehens lieber Salzbrezeln oder Süßigkeiten?" – „Vertragen Sie mit Ihren Magen Süßigkeiten und Bier?" – „Gehen Sie ab und zu in die Konditorei?" – „Essen Sie Kuchen lieber mit oder ohne Sahne?" – „Trinken Sie zum Essen lieber Sprudel, Wein oder Bier?" – „Trinken Ihre Familienmitglieder viel Bier?" – „Besorgen Sie sich Getränke im Kasten oder flaschenweise?" – „Essen Sie lieber Schweinefleisch, Kalbfleisch oder Rindfleisch?" – „Essen Sie das Fleisch lieber gekocht oder gebraten?" – „Welche Beilagen gehören Ihrer Meinung nach zu einem guten Schweinebraten?" – „Haben Sie genug Zeit, das Gemüse selbst zuzubereiten, oder kaufen Sie es lieber in Dosen?" – „Sollten Ihrer Meinung nach die Salatpreise biller sein?"

Wenn der Patient beim täglichen Fernsehen Süßigkeiten ißt und Bier trinkt, Kuchen nur mit Sahne ißt, Bier kastenweise kauft und es als Einziger in der Familie trinkt, am liebsten Schweinefleisch mit Knödeln ißt, Gemüse in Dosen kauft und über die Salatpreise nicht informiert ist, müßte dies eigentlich der Schwester genug sagen.

Begründung von Fragen

Manchmal wird es auch notwenig sein, daß man begründet, warum man Fragen stellt, besonders dann, wenn der Gesprächspartner nicht weiß, wohin man mit der Frage zielt oder es ihm peinlich ist, über dieses Thema zu sprechen. Die Begründung kann vor der Frage kommen oder unmittelbar im Anschluß an die Frage gebracht werden und sollte dem Gesprächspartner möglichst einen Nutzen aufzeigen, den er durch die Beantwortung der Frage hat.

Die Schwester will das Umfeld des Patienten erfahren und möchte auch wissen, ob der Patient einem psychischen Druck ausgesetzt ist. Dazu will sie erfahren, ob der Patient eventuell auch finanzielle Probleme hat. Die Schwester fragt den Patienten: „Haben Sie finanzielle Sorgen?" Und fügt gleich hinzu: „Ich frage Sie nicht aus Neugier, sondern nur um mir ein besseres Bild von Ihrer Situation machen zu können. Dadurch können wir Ihnen besser helfen."

Die Frage nach seinen finanziellen Belangen hätte dem Patienten, ohne die nachgelieferte Begründung der Schwester, indiskret erscheinen können, da für den Patienten wahrscheinlich vordergründig kein Zusammenhang zwischen seiner Erkrankung und eventuellen finanziellen Problemen zu erkennen ist.

Vielleicht werden Sie jetzt, nachdem Sie dieses Kapitel über die Fragetechnik gelesen haben, sagen: „Oh Gott, bisher war eine Frage für mich etwas vollkommen Unkompliziertes, Natürliches. Jetzt bin ich ja ganz verwirrt, wie problematisch diese ganze Materie ist. Das hat mich doch ziemlich verunsichert." Vielleicht sind Sie, liebe Leserin oder lieber Leser, Führerscheininhaber(in). Vielleicht haben Sie bei Ihrer ersten Fahrstunde, als der Wagen beim Anfahren wegruckte oder der Motor abstarb, gedacht: „Das lerne ich ja nie. Das ist ja so schwierig." Heute ist Ihnen das Autofahren wahrscheinlich so in Fleisch und Blut übergegangen, daß Sie gar nicht mehr bewußt überlegen müssen, auf welches Pedal Sie in der oder jener Situation treten, welchen Hebel Sie betätigen usw.

Ähnlich ist es mit der Fragetechnik. Versuchen Sie erst einmal, ganz bewußt, viele Fragen während eines Gespräches einzusetzen. Versuchen Sie erst einmal, Feststellungen, die Ihren Gesprächspartner betreffen, oder Befehle, die Sie ihm geben müssen, in Frageform zu bringen. Sagen Sie zum Beispiel nicht: „So, ich werde jetzt Ihr Bett machen", sondern versuchen Sie, es so zu formulieren: „Ist es Ihnen recht, wenn ich jetzt Ihr Bett mache?" Sagen Sie nicht: „Herr Müller, Sie müssen zum Röntgen", sondern sagen Sie: „Herr Müller, können wir jetzt zum Röntgen gehen?" Wenn zumindest ein solches Verhalten Ihrerseits durch dieses Kapitel erreicht werden konnte, ist damit schon sehr viel gewonnen.

Versuchen Sie bewußt einzuordnen, ob Ihr Gesprächspartner Ihnen gegenüber eine Frage oder eine Aussage gemacht hat. Versuchen Sie, zu analysieren: „Warum berühren mich manche Fragen meines Gesprächspartners angenehm, warum berühren mich manche unangenehm?" Und dann überlegen Sie: „Was war das jetzt für eine Frage?" Unbewußt werden Sie mit Sicherheit schon alle die hier besprochenen Situationen, die durch Fragen entstehen können, entweder als aktiver oder passiver Teilnehmer in Ihrem dienstlichen oder privaten Bereich bei Gesprächen mitgemacht haben. Durch dieses Kapitel sollte die

Handhabung der Frage vom unbewußten Bereich in den bewußten Bereich gehoben werden. Die zum richtigen Zeitpunkt und in richtiger Form gestellte Frage wirkt im Gespräch genauso reibungsmindernd wie das Öl im Motor und gibt Ihnen die Leitung des Gespräches in die Hand.

Die Information für den Gesprächspartner

Wir haben im Kapitel „Bedürfnis nach Orientierung" bereits gesehen, daß Informationen, wenn sie Fachausdrücke oder Fremdwörter enthalten, für den Gesprächspartner schwer verständlich sind. Es gibt noch eine Reihe weiterer Möglichkeiten, sich so auszudrücken, daß der Gesprächspartner nicht versteht, was man meint. Lesen Sie bitte einmal den nachfolgenden Satz genau und versuchen Sie, sich darunter etwas vorzustellen: „Qualität und Quantität der agrarischen Produkte ist reziprok proportional zur intellektuellen Kapazität des Produzenten." Wenn Sie diesen Satz dreimal gelesen und seinen Inhalt noch immer nicht begriffen haben, hier die Übersetzung im Klartext: „Die dümmsten Bauern haben die größten Kartoffeln."

Man sieht also, daß man Informationen an einen Gesprächspartner in einer für ihn sehr schwer oder unverständlichen Art oder in einer leicht verständlichen Art liefern kann. Beide Arten zu informieren unterliegen ganz bestimmten Techniken.

Schwer bis nicht verständliche Art der Information

Neben den schon erwähnten Fremdwörtern und Fachausdrücken kann man eine Darlegung auch dann unverständlich gestalten, wenn man Paragraphen zitiert, Zahlen nennt, deren Größenordnungen uns nicht vertraut sind (Hätten Sie beispielsweise gewußt, daß man, um eine Milliarde Mark in 5-DM-Stücken zu transportieren, mehrere Eisenbahnlastzüge brauchen würde oder daß eine Milliarde Mark in 100-DM-Scheinen aufeinander gestapelt etwa die Höhe des Kölner Doms erreichen würde?). Was kann der Patient damit anfangen, wenn ihm gesagt wird: „Ihr Kalium ist 7,0"? Auch falsche Gewichtung von wesentlichen und unwesentlichen Punkten sowie eine Darlegung, die keinen „roten Faden" erkennen läßt, bei der im Thema immer wieder gesprungen wird, ebenso irreführende Beispiele können für den Gesprächspartner schwer oder unverständlich sein. Auch „Schönungsworte" können verschleiernd wirken, zum Beispiel statt Insektenvertilgungsmittel – Pflanzenschutzmittel oder statt Atommülldeponie – Entsorgungslager usw.

Sehr häufig können Informationen für einen Gesprächspartner auch sehr schwer verständlich sein, wenn der andere Gesprächspartner Überlegungen anstellt und das Ergebnis dieser Überlegungen nur teilweise mitteilt.

Die Schwester fragt den Patienten: „Kommen Sie denn Ihre Angehörigen nicht besuchen?" Der Patient, der verwitwet ist, sonst keine Angehörigen hat und dessen Sohn in Amerika lebt, überlegt, daß er seinem Sohn zwar geschrieben hat, daß er sich im Krankenhaus befindet, daß dieser aber nicht kommen könnte, weil die Kosten für die Reise zu hoch wären. Er gibt der Schwester die Antwort: „Das kommt zu teuer." Natürlich kann sich die Schwester aus dieser Antwort keinen Reim machen.

Der Patient hatte etwas gedacht und das Ergebnis seiner Gedanken teilweise ausgesprochen.

Ein sehr beliebtes Mittel um unverständliche Informationen zu geben, ist die Verwendung eines falschen Abstraktionsgrades. Das Wort „abstrakt" hängt mit dem lateinischen Wort „trahere" (ziehen) zusammen. Abstrahieren bedeutet einzelne Wesensmerkmale herausziehen. Dadurch können natürlich in der gleichen Einheit mehr Informationen gegeben werden, die allerdings in ihren Einzelheiten nicht mehr erkennbar sind. Beispielsweise ist ein Stadtplan gegenüber der Stadt abstrakt. Es werden hier einzelne Wesensmerkmale herausgezogen, wie zum Beispiel Straßen, Plätze, Flußläufe usw. Allerdings kann man im einzelnen nicht erkennen, welche Farbe die Häuser haben, ob sie hoch oder niedrig sind und wieviele Fenster sie haben. Man kann aber dafür die Straßen einer Stadt auf der Fläche eines Stadtplanes darstellen. Genauso kann man auf einer Straßenkarte der Bundesrepublik Deutschland sämtliche Straßen darstellen. Man kann aber auch nach anderen Gesichtspunkten abstrahieren, zum Beispiel nach Bevölkerungsdichte, Industriegebieten usw.

Das Gegenteil von „abstrakt" ist „konkret". Konkret heißt „dinghaft", „ins Einzelne gehen". Eine konkrete Darstellung ist für die meisten Menschen leichter verständlich. Bei einer abstrakten Darstellung besteht die Gefahr, daß der Gesprächspartner sich im Sinne seines Wunschdenkens seine konkreten Vorstellungen macht.

Dem Patienten geht es den Umständen angemessen gut. (Konkret: Welchen Umständen angemessen?)

Der Patient hat eine relativ ruhige Nacht verbracht. (Konkret: Im Verhältnis wozu?)

Wir erhoffen von der Therapie einen optimalen Erfolg. (Konkret: Welchen Erfolg?)

Die Behandlung wird einen längeren Zeitraum in Anspruch nehmen. (Konkret: Eine Zeitraum von . . . bis . . .?)

Eine abstrakte Darlegung fordert sehr stark den Denkprozeß des Gesprächspartners, da dieser ja sehr schnell, will er den echten Inhalt der Darlegungen erfassen, die verschiedenen konkreten Möglichkeiten in Erwägung ziehen muß.

Die Schwester zum Patienten, der eine Entfettungskur vorhat: „Die Einhaltung der Diät wird zweifellos Anforderungen an Sie stellen." (Konkret wäre: „Sie werden im Schaufenster einer Konditorei ein schönes Stück Kuchen mit Sahne sehen. Das Wasser wird Ihnen im Munde zusammenlaufen. Sie werden ein unheimliches Verlangen nach dem Kuchen verspüren, am liebsten möchten Sie hineingehen und – Diät hin, Diät her – das Stück Kuchen essen. Da müssen Sie sich aber dann beherrschen.").

Auch eine zu starke Konkretisierung kann, weil durch sie ja eine Vielzahl von Informationen gegeben wird, den Gesprächspartner verwirren und ihn den Überblick verlieren lassen.

Die Diätassistentin schildert einer Angehörigen genau, welche Speisen sie ihrem Gatten wie zubereiten soll. Sie geht dabei bis ins letzte Detail und schildert sozusagen jeden Tropfen Öl, der den Speisen zugefügt werden muß, jedes Umrühren mit dem Kochlöffel. Die Angehörige versteht infolge der vielen Detailinformationen nachher überhaupt nichts mehr.

Wichtig ist, **daß man einen Abstraktions- oder Konkretisierungsgrad wählt, der dem Gesprächspartner die wesentlichen Punkte aufzeigt** und dabei das Unwesentliche nicht zu stark gewichtet, wenn er verstehen soll, was gemeint ist.

Information auf leicht verständliche Art

Im Grunde genommen müßte man eigentlich nur zu dem im vorigen Kapitel gesagten umgekehrte Vorzeichen setzen. Vor allem müßten Übermittlungen von für den Gesprächspartner schwer vorstellbaren Vorgängen oder Angelegenheiten möglichst bildhaft oder dinghaft erfolgen. Je mehr Sinne des Gesprächspartners man dabei anspricht, um so eindrucksvoller ist für diesen die Darlegung.

Die Augen sind unsere wichtigsten Wahrnehmungsorgane. Wir „begreifen" viel schneller, wenn wir etwas sehen könne, als wenn uns etwas, von dem wir vorher keine Vorstellung hatten, mit Worten beschrieben wird.

Versuchen Sie einmal, das nachstehend abgebildete Häuschen und den Baum Ihren Bekannten so zu beschreiben, daß sie es möglichst deckungsgleich nachzeichnen können. Versuchen Sie, dieses Bild nur mit Worten zu beschreiben und Ihre Ausführungen nicht durch Gesten zu untermalen. Lassen Sie bitte keine Fragen zu, in denen Sie der Gesprächspartner nach Details fragt.

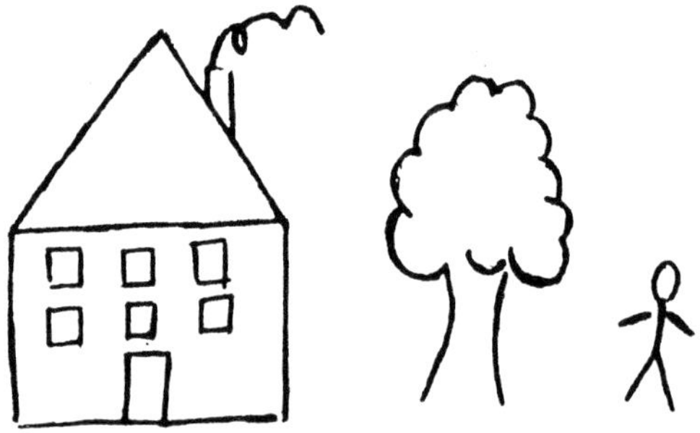

Bei der Darlegung eines Hauses oder eines Baumes wird Ihr Gesprächspartner ja merken, wenn für ihn Informationslücken vorhanden sind, weil er ja Vorstellungen von einem Baum oder einem Haus hat. Es kann durchaus sein, daß Sie von sich aus irgendwelche Details des Häuschens nicht erwähnen, weil diese für Sie als Betrachter des Bildes ja selbstverständlich sind. Anders verhält es sich, wenn Sie einen Gesprächspartner über Dinge oder Zusammenhänge informieren wollen, die diesem nicht geläufig sind. Hier wird er seine Informationslükken nicht unbedingt selbst bemerken. Wenn Sie das Häuschen mehreren Personen in der genannten Art schildern, werden Sie mit Sicherheit mehrere unterschiedliche Bilder erhalten. Eine für Sie konkrete Vorstellung wird von verschiedenen Personen, aufgrund Ihrer Darlegung, unterschiedlich interpretiert. Wenn Sie jedoch mehreren Bekannten das Häuschen zeigen und sie bitten, es genauso nachzuzeichen, werden Sie wahrscheinlich kaum Abweichungen oder nur sehr geringe Abweichungen dabei feststellen können. Aus diesem kleinen Experiment können Sie ersehen, daß es für einen Menschen wesentlich einfacher ist, etwas mit den Augen zu „erfassen“ als durch eine rein wörtliche Darstellung.

Es existieren eine Reihe von bildlichen Darstellungen bzw. von Modellen von Organen (z. B. des Herzens), an denen man dem Patienten die Problematik erklären kann. Ein Patient, der diese Problematik begriffen hat, wird viel eher bereit sein, an der Therapie mitzuarbeiten. Leider herrscht ja bei den Patienten auch vielfach die Meinung vor, daß der „Onkel Doktor“ ihn mit ein paar Spritzen oder einigen Tabletten schon wieder „hinkriegen“ werde, ohne daß er selbst daran mitarbeiten müsse. Auch anhand von Röntgenbildern oder Sonogrammen läßt sich gegenüber dem Patienten vieles leichter erklären. Auch bei der Darstellung von komplizierten Zusammenhängen sollte man versuchen, zu visualisieren. Bei einigem Nachdenken lassen sich mehr Möglichkeiten dafür finden als es im ersten Augenblick scheint.

Der Mensch ist ein Augenwesen. Er nimmt ca. 80 % seiner Umwelteindrücke durch das Auge auf. Auch unser Denkprozeß, der ein Ablauf elektrochemische Vorgänge in unserem Gehirn ist, wird von uns subjektiv als Ablauf von Bildern empfunden. Wenn wir nicht in der Lage sind, etwas zu visualisieren, so sollten wir doch wenigstens versuchen, die Bildersprache anzuwenden. Man wendet dabei vor allem **Vergleiche und Beispiele** an.

Bei einem Vergleich setzt man etwas dem Gesprächspartner Unbekanntes in eine Beziehung zu etwas Bekanntem. Wenn von „haushohen Wellen“ die Rede ist oder von „blitzschnell“, so sind dies Vergleiche. Man darf dabei natürlich nicht Unbekanntes durch Unbekanntes ersetzen. Zum Beispiel wird die Aussage: „Am Südpol kann Kälte genauso unangenehm sein wie am Nordpol“ nur demjenigen etwas sagen, der die Kälte am Nordpol schon einmal erlebt hat.

Pfleger zum Herzinfarktpatienten, der aufstehen möchte: „Wenn ich sie aufstehen lasse, ist das so, als wenn ich einen Zuckerkranken eine ganze Torte essen lasse." Wenn der Herzinfarktpatient noch nie mit Diabetes zu tun hatte, wird er diesen Vergleich nicht verstehen.

Pfleger zum Leberzirrhosepatienten: „Wenn ich Sie eine Flasche Rum trinken lasse, ist das so, als wenn ich einen frischoperierten Magenpatienten eine Kanne Kaffee trinken lasse." Wird sich der Patient darauf einen Reim machen können?

Es ist auch gut, wenn man in seiner Darlegung Beispiele verwendet. Ein Beispiel ist ein ähnlich gelagerter Fall. Man erzählt ihn, damit ihn der Gesprächspartner geistig nachvollziehen und für sein Verhalten entsprechende Schlüsse ziehen kann. Am eindrucksvollsten ist es, wenn in Beispielen Menschen vorkommen. Menschen hören eben am liebsten etwas von Menschen (von dieser Tatsache leben eine ganze Reihe von Illustrierten und Zeitungen). Das Beispiel muß auch aus der Erlebniswelt des Gesprächspartners stammen und im Niveau richtig liegen.

Damit die Gefahr einer Fehlinterpretaion ausgeschaltet ist, sollte mit dem Beispiel zusammen der Informationsgehalt (die These) gebracht werden. Wilhelm Busch machte das in einem seiner Bücher in der Form, daß er am Ende der Geschichte schrieb: „Und die Moral von der Geschicht' . . .". Das sollten wir im Gespräch auch machen.

Eine Apoplexpatientin, von Beruf Hausfrau, sollte Gehübungen machen und wollte nicht. Die Schwester bringt ihr ein Beispiel, um sie dazu zu motivieren: „Vor einem halben Jahr hatten wir eine Patientin mit einer Oberschenkelhalsfraktur. Sie sollte auch aufstehen und wollte erst nicht. Dann hat sie doch ihre Gehübungen gemacht, und heute kann sie wieder in die Berge steigen." Die Patientin denkt: „Erstens habe ich keinen Oberschenkelhalsbruch und zweitens war mir Bergsteigen von jeher verhaßt."

Die Schwester hatte ein für sie verständliches Beispiel aus ihrer Erlebniswelt gebracht, das für die Patientin nicht nachvollziehbar war. Und außerdem hat sie „die Moral von der Geschicht'" nicht gebracht: Durch viel Üben und Trainieren wird das betroffene Glied wieder gesund. Vielleicht wäre es besser gewesen, das Beispiel einer anderen Apoplexpatientin zu nehmen, die heute wieder schwere Einkaufstaschen tragen kann.

Schwester zum Patienten, der sich nicht entschließen kann, an einer für ihn unangenehmen Therapie mitzuwirken: „Ich hatte vor einem halben Jahr hier einen Patienten, der war sehr skeptisch gegenüber dieser Therapie. Ich habe ihn dann doch davon überzeugen können, daß durch diese Therapie seine volle Gesundheit wiederhergestellt wird. Er hat die Mühen dieser Therapie auf sich genommen und spielt heute wieder Fußball in der Seniorenmannschaft."

Argumentation

Wenn man ein Gesprächsziel erreichen will, wird man sehr häufig dafür argumentieren müssen. Nur in seltenen Fällen wird das nicht notwendig sein, man rennt dann beim Gesprächspartner offene Türen ein. Wenn Sie jemandem, der gern Bier trinkt, ein Glas Bier anbieten, werden Sie dafür wohl nicht argumentieren müssen. Anders wird dies vielleicht sein, wenn Sie ihm einen gesundheitsfördernden, von Ihnen selbst hergestellten Gemüsesaft anbieten wollen. Wenn Sie ihm dazu sagen: „Trinken Sie ruhig den Saft, da ist viel Vitamin C drin, das ist gut für die Gesundheit, und außerdem ist er wohlschmeckend. Es ist ein Genuß, ihn zu trinken", haben Sie bereits für Ihren Gemüsesaft zu argumentieren versucht, das heißt, Ihrem Gesprächspartner zu beweisen versucht, daß es für ihn gut ist, Ihren Saft zu trinken, wahrscheinlich, ohne sich bewußt zu sein, daß Sie argumentiert haben. Wir argumentieren im Verlauf eines Tages viel häufiger als uns das bewußt ist. Jedesmal, wenn Sie Ihre Ansicht und Ihre Meinung durchsetzen wollen, werden Sie dafür argumentieren.

Wie wir schon in einem Kapitel zuvor gesagt haben, heißt argumentieren „Beweis führen". Jedesmal, wenn Sie jemanden von etwas überzeugen wollen, werden Sie argumentieren. Natürlich hat auch das Argumentieren seine Grenzen. Wenn der Gesprächspartner Ihre Argumente nicht akzeptieren will, kann Ihre Argumentation noch so logisch sein, Sie können noch so viele geistige Klimmzüge machen, aber er wird sich dann Ihrer Argumentation nicht anschließen. Bitte, vergessen Sie dabei aber nicht, daß bei einem guten Kontakt im persönlichen Bereich, Ihr Gesprächspartner auch Ihren sachlichen Argumenten gegenüber aufgeschlossener ist.

Die Nutzenargumentation

Denken Sie auch bitte, bevor wir näher in das Kapitel einsteigen, noch einmal daran, daß unsere Vorfahren Jäger und Sammler waren, also „Beutemacher". Wenn wir mit der Argumentation Erfolg haben wollen, dann muß unser Gesprächspartner „Beute“ machen können, das heißt, er muß aus unserer Argumentation einen Nutzen für sich selbst erkennen können. Wir hatten darüber schon geschrieben. Unser eigener Nutzen ist das, was uns am meisten interessiert und motiviert. Der Nutzen muß also die Person des Gesprächspartners betreffen. Wenn man dem Gesprächspartner einen Nutzen aufzeigt, der zum Beispiel die Gemeinschaft betrifft oder gewisse ethische Ziele beinhaltet, die der Mensch haben sollte oder der im Sinne sonstiger Ideologien liegt, die man als Kulturmensch und Staatsbürger schwer verneinen kann, so wird der Gesprächspartner zwar nicht gut widersprechen können, die Frage ist nur, ob wir ihn damit wirklich zu einer Handlung motivieren können.

Mit Sicherheit würden Sie einen Patienten nicht zur Mitarbeit an einer Therapie gewinnen können, wenn Sie ihm den Nutzen aufzeigen, der durch seine raschere Gesundung der Versichertengemeinschaft entsteht. Sie müssen ihm den Nutzen aufzeigen, den er persönlich davon hat, den Nutzen, der seiner Interessenlage entspricht. Dieser Nutzen darf nicht nur angedeutet werden, wobei man es dem Gesprächspartner überläßt, den Nutzen für sich zu finden. Was wird wohl passieren, wenn er diesen Denkvorgang nicht vollzieht? Der Nutzen für den Gesprächspartner muß für ihn klar formuliert sein und möglichst noch anhand von Beispielen untermauert werden. Wenn für uns der Nutzen, den eine Angelegenheit bietet, klar ist, muß dies für den Gesprächspartner noch lange nicht der Fall sein. Wir können ja keine Gedanken übertragen, sondern müssen erst Worte formulieren, um den Gesprächspartner zu erreichen.

Natürlich muß man, und ich komme dabei auf das zurück, was wir bei der Fragetechnik erwähnt haben, die Interessenlage des Patienten kennen, um seinen Nutzen anzusprechen.

Die meisten Menschen neigen dazu, wenn sie andere für eine Handlung gewinnen wollen (motivieren wollen), nur die Fakten, die Tatsachen aufzuzeigen und unterlassen es, den sich für den Gesprächspartner ergebenden Nutzen klar auszusprechen. Nehmen wir an, der Verkäufer in einem Fahrradladen möchte einen Gepäckträger verkaufen. Er könnte zum Kunden sagen: „Der Gepäckträger macht Ihr Fahrrad zu einem sehr zweckmäßigen Transportmittel.“ (Abstrakte Darlegung des Nutzens). Er könnte aber auch, an die jeweilige Situation des Kunden angepaßt, seine Aussage über diese Fakten noch mit Beispielen einer Nutzanwendung dem Kunden verdeutlichen. Hätte er als Kundin beispielsweise eine 60jährige Dame, so könnte er ihr außer den Fakten noch Beispiele der Nutzanwendung für sie bringen und ihr eventuell sagen: „Auf dem Gepäckträger können Sie Ihre schwere Einkaufstasche transportieren." Hat er einen 17jährigen Jüngling als Kunden, so kann er außer den Fakten noch erwähnen: „Auf dem Gepäckträger können Sie Ihre Freundin mitnehmen."

Was macht der Verkäufer hier? Er verdeutlicht dem Kunden durch Beispiele die Möglichkeiten der Nutzanwendung für ihn. Diese Beispiele müssen natürlich auf die Situation des Kunden zugeschnitten sein. Würde er gegenüber der 60jährigen Dame argumentieren: „Auf dem Gepäckträger können Sie Ihre Freundin mitnehmen" und gegenüber dem 17jährigen argumentieren: „Da können Sie die Einkaufstasche draufstellen", so hätte er wahrscheinlich wenig Erfolg. Für die beiden Kunden ist nicht der Besitz des Gepäckträgers das Entscheidende, sondern die Nutzanwendung, die dieser für sie bietet, was sich für sie daraus ergibt.

Ein typisches Beispiel dafür, daß uns das Ergebnis aus den Fakten mehr interessiert als die Fakten selbst, ist der Wetterbericht. Wenn man abends die Tagesschau oder die Nachrichten gesehen oder gehört hat, folgt danach der Wetterbericht. Hier heißt es zum Beispiel: „Über den Britischen Inseln bildet sich ein Hoch, das langsam westwärts abzieht. Ein Tief über der Biskaya rückt gegen Mitteleuropa vor." Interessieren uns eigentlich diese Fakten? Was uns am Wetterbericht interessiert ist, wie das Wetter morgen bei uns aussehen wird. Der zweite Teil des Wetterberichtes ist für uns der interessantere (nämlich, ob es in Niedersachsen regnet und in Bayern die Sonne scheint), weil uns diese Vorhersage insofern Nutzen bringt, als wir daraufhin unsere Dispositionen treffen können. Würde man uns nur den ersten Teil des Wetterberichtes sagen, wäre es für uns sehr schwer, für den kommenden Tag das Wetter zu errechnen, zum Teil vielleicht sogar unmöglich.

Ähnlich müssen wir auch vorgehen, wenn wir eine Argumentation gegenüber Patienten oder Angehörigen aufbauen. Wir müssen ihnen **vor allem die sich für sie ergebenden positiven Konsequenzen aufzeigen.**

Ein Patient mit apoplektischem Insult soll entlassen werden. Der Patient ist pflegebedürftig, kann sprechen und ist noch urteilsfähig.

Er möchte am liebsten zu seinen Angehörigen entlassen werden und nicht in ein Heim. Auch der Arzt hält die Unterbringung im Kreis der Familie für besser. Nachdem sich der Arzt die für seine Argumentation notwendigen Informationen eingeholt hat, zeigt er nun folgende Nutzeffekte gegenüber den Angehörigen auf:

Schnellere Genesung des Patienten in der Familie.

Nutzen: Dadurch kürzerer Arbeits- und Betreuungsaufwand, ebenso geringerer finanzieller Aufwand.

Erhaltung des Selbstbewußtseins des Patienten.

Nutzen: Der Patient ist ausgeglichen und nicht „quengelig" den Verwandten gegenüber.

Die Verwandten bekommen Merkblätter und eine Pflegeanleitung.

Nutzen: Dadurch tritt eine Erleichterung bei der Pflege für sie ein und Schwierigkeiten oder Probleme werden vermieden.

Der Patient will zur Familie.

Nutzen: Kein schlechtes Gewissen gegenüber dem Patienten und keine Vorwürfe vom Patienten.

Die Enkelkinder mögen den Patienten.

Nutzen: Sie freuen sich, wenn Opa da ist und der Patient kann kurzfristig die Enkelkinder beaufsichtigen und damit die Angehörigen entlasten.

Der fachgerechte Umgang mit Pflegeutensilien wird den Angehörigen beigebracht.

Nutzen: Dadurch wird ihnen die Arbeit mit dem Patienten erleichtert und sie können auch Fragen stellen.

Regelmäßige Besuche durch die Gemeindeschwester oder den Gemeindepfleger.

Nutzen: Die Angehörigen erhalten Ratschläge, die ihnen die Arbeit erleichtern.

Heimbesuche entfallen, wenn der Patient zu Hause ist.

Nutzen: Die Angehörigen ersparen viel Zeit und Fahrtkosten.

Die Zuzahlung für den Heimaufenthalt entfällt.

Nutzen: Dadurch keine zusätzliche finanzielle Belastung (Man kann eventuell noch zusätzlich eine Rechnung aufmachen).

Die Rente des Patienten steht den Angehörigen zur Verfügung.

Nutzen: Entlastung und Aufbesserung der Haushaltskasse (Rechnung, siehe oben).

Eventuell kann beim Finanzamt eine außergewöhnliche Belastung geltend gemacht werden.
Nutzen: Einsparung von Steuern.
Die Angehörigen sichern sich die Dankbarkeit des Patienten.
Nutzen: Es besteht für sie dadurch Aussicht auf die Erbschaft.
Eventuell kann Pflegegeld beantragt werden.
Nutzen: Entlastung der Haushaltskasse.

Natürlich wird es der Arzt den Angehörigen nicht in dieser Form sagen, wie es hier im Beispiel gebracht wurde, sondern hier soll nur das Skelett einer Nutzenargumentation aufgezeigt werden.

Der Patient soll nach dem Klinikaufenthalt in ein Altenheim kommen. Die Argumentation könnte etwa folgendermaßen aufgebaut sein:
Zusammensein mit anderen Menschen seiner Altersklasse.
Nutzen: Sie haben Verständnis für seine Probleme, da sie selbst ähnliche haben wie der Patient.
Zusammensein mit Menschen seiner Altersklasse.
Nutzen: Die Mitbewohner haben dort viel Zeit und können seinen Erzählungen zuhören bzw. er kann von ihnen interessante Dinge erfahren.
Er hat Anschluß an eine Gruppe, die gleiche Interessen hat.
Nutzen: Er kann mit ihnen musizieren, Kaffeetafeln machen, gemeinsame Fahrten veranstalten oder Karten spielen.
Der Patient kann im Altenheim durchaus nützliche Leistungen vollbringen (Basteln und Bazare veranstalten zur Weihnachts- und Osterzeit für Kinder, Stricken für Behinderte usw.).
Nutzen: Er hat das Gefühl, noch gebraucht zu werden.
Es kann auch sinnvolle Arbeit für die anderen Mitbewohner geleistet werden (Wäsche ausbessern, Gartenarbeit).
Nutzen: Dank der Mitbewohner.
Er kann auch Hobbys pflegen (z. B. Kleintiere versorgen).
Nutzen: Freude daran.

Der Argumentationskatalog

Ein Großteil der hier aufgezeigten Argumente wird wahrscheinlich in jedem Gespräch vorkommen, das mit dieser oder einer ähnlichen Zielsetzung geführt wird. Deshalb wäre es zweckmäßig, wenn man sich auch hier einen Katalog von Argumenten, ähnlich wie bei Fragen, zusammenstellt. Dies hätte dann den Vorteil, daß man vor einem solchen Gespräch einen kurzen Blick nicht nur auf die Liste machen kann, auf der man sich die Fragen notiert hat, sondern auch auf die Argumentenliste. So kann man sich vor einem Gespräch die Punkte, die man im Gespräch verwenden will, nochmals in Erinnerung bringen. Man wird zwar nicht in jedem Gespräch alle Argumente bringen müssen oder können, aber man ist dann während des Gespräches nicht nur auf die Intuition angewiesen, daß einem gerade im richtigen Moment das Richtige einfällt. Man kann außerdem vorher die Stichhaltigkeit von Argumenten selbst überprüfen, ohne einfach drauflos zu reden und dann sogenannte „Bla-bla-Argumente" zu bringen, das heißt, nicht vorher durchdachte, vielleicht nicht ganz logische oder nicht ganz treffende Argumente oder solche, zu denen der Gesprächspartner sagt: „Wenn das so ist, dann lieber nicht." Sicher wird es Ihnen auch schon einmal passiert sein, daß Sie mit einem unbedachten Argument Ihre eigene Gesprächszielsetzung torpediert haben.

Man wird auch feststellen können, daß man für eine Reihe unterschiedlicher Gesprächszielsetzungen ähnliche Argumentationen verwenden kann. Sehen wir uns einmal die Argumentation an, die man sowohl bei einer Coloskopie wie auch bei einer Gastroskopie verwenden kann.

Erkennung auch der kleinsten Krankheitsursachen.
Nutzen: Der Patient kann gezielt auf sein Leiden hin behandelt werden.

Gewißheit, daß nichts Bösartiges vorliegt.
Nutzen: Der Patient braucht sich nicht vor Krebs zu ängstigen und kann ruhig schlafen.

Wiederherstellung der vollen Leistungsfähigkeit.
Nutzen: Kein Risiko, den Arbeitsplatz zu verlieren.

Der Patient kann nachher wieder alles essen.
Nutzen: Seine Frau braucht nicht extra für ihn zu kochen und wird entlastet.

Feststellung von bösartigen Veränderungen.
Nutzen: Es können rechtzeitig Maßnahmen ergriffen werden, so daß eine volle Wiederherstellung gewährleistet werden kann.
Beendigung des körperlichen Unwohlseins.
Nutzen: Der Patient hat kein Sodbrennen, Müdigkeit oder lästige Blähungen mehr.

Natürlich werden die beiden Argumentationen ein wenig variieren, aber im großen und ganzen werden sie sehr ähnlich sein. Bei der Coloskopie werden Argumente hinzukommen, die eventuell den schweren Stuhlgang oder die Durchfälle betreffen oder das Argument, daß keine lästigen Bluttransfusionen mehr nötig sind, weil der HGB-Wert des Patienten wieder stimmt usw. Bei der Gastroskopie wird man auch noch andere Argumente bringen können, so zum Beispiel, daß der Patient seinen geliebten Schweinebraten wieder sorglos genießen kann usw.

Bitte, denken Sie doch einmal darüber nach, in wievielen Argumentationsfällen Sie eine ähnlich gelagerte Argumentation anwenden können. Sie werden feststellen, daß es eine ganze Reihe von solchen Fällen gibt. Auch als Schwester oder Krankenpfleger werden Sie sehr oft gezwungen sein, argumentieren zu müssen. Nehmen Sie doch die vielen Fälle aus dem täglichen Leben, Fälle bei denen der Patient an seiner Therapie mitarbeiten soll und dies nicht tut, oder andere Fälle, in denen mit Patienten oder Angehörigen Kritikgespräche geführt werden müssen. Auch solche Gespräche werden Sie dann mit mehr Erfolg durchführen.

Zwar können Sie jetzt sagen: „Es wäre schön, wenn ich die Zeit hätte, mit Patienten oder Angehörigen so umfangreiche Gespräche zu führen." Aber erstens werden sie Gespräche nicht so zeitaufwendig sein, wie es im ersten Augenblick scheint, wenn man sie sich vorbereitet hat, da damit viel „Bla-bla" (oft verbal überbrückte Denkpause) wegfallen und der Gesprächserfolg größer sein wird, so daß man vielleicht nur ein Gespräch braucht, um den Gesprächspartner zu überzeugen und man ihm nicht fünf oder zehn Mal dasselbe erklären muß und er sich dann nicht aus Überzeugung so verhält wie man es haben will, sondern weil er es einfach leid ist, immer wieder „angemotzt" zu werden.

Gegenargumente

Fast in jedem Gespräch werden wir auch mit Gegenargumenten des Gesprächspartners konfrontiert. In den meisten Fällen wird unser Anliegen, wenn vom Gesprächspartner keine Gegenargumente kommen, an seiner Interessenlage vorbeilaufen, das heißt, ihm egal sein. Wenn sich ein Mensch mit einer Angelegenheit kritisch auseinandersetzt, so wird er nicht nur das „Für" in Erwägung ziehen, sondern auch an das „Wider" denken.

Natürlich wird es auch Patienten geben, die von der Autorität des Arztes oder von sonstigen Gesprächspartnern im Krankenhaus so beeindruckt sind, daß sie nicht wagen, ihre Bedenken auszusprechen. Wer traut sich schon, dem Herrn Professor zu widersprechen? Die Frage dabei ist nur, ob in einem solchen Fall die Bedenken des Patienten ausgeräumt und eine echte Bereitschaft zur Mitarbeit an der Therapie erreicht werden kann. Was nutzt ein Lippenbekenntnis des Patienten?

Beobachten Sie sich einmal selbst: Wenn jemand eine Angelegenheit an Sie heranträgt, die Sie nicht interessiert, so werden Sie selbst keine Gegenargumente bringen. Erstens, weil Sie die Angelegenheit nicht interessiert, Sie sich deshalb nicht die Mühe machen, sich geistig damit auseinanderzusetzen und zweitens, weil Sie durch Gegenargumente das Gespräch nicht verlängern und drittens, weil Sie Ihrem Gesprächspartner keine neuen Anhaltspunkte für eine Argumentation bieten wollen.

Gründe für Gegenargumente

Welches sind nun die Gründe, die einen Menschen zu Gegenargumenten veranlassen?

1. Störung im Bereich des persönlichen Kontaktes

Durch irgendeine Störung im Bereich des persönlichen Kontaktes ist der Gesprächspartner negativ eingestimmt. Seine „Rachereaktion" erfolgt im sachlichen Bereich, indem er Gegenargumente bringt.

2. Falsche Informationen von dritter Seite

Der Patient hatte von einem medizinischen Laien, den er persönlich aber als kompetent in medizinischen Angelegenheiten ansieht, gehört, daß die vom Arzt bei ihm beabsichtigte Therapie ihm nicht helfen würde. Er bringt deshalb Gegenargumente.

3. Verteidigung von Standpunkten

Der Gesprächspartner hat sich auf einen Gegenstandpunkt festgelegt und versucht, diesen nunmehr zu verteidigen. In solchen Fällen werden auch manchmal unlogische, an den Haaren herbeigezogene Gegenargumente gebracht, nur um recht zu behalten.

4. Kontakterzwingung

Ein von uns nicht gewünschtes Verhalten eines Mitmenschen zwingt uns dazu, uns mit ihm zu beschäftigen und sein Verhalten im Sinne unserer Vorstellung zu ändern. Der andere erzwingt dadurch Beachtung und Gesprächskontakt.

5. Grundsätzliche Opposition

Solche Menschen glauben meistens, sich mit einer eigenen Meinung profilieren zu müssen, sie verfügen oft über ein sehr ausgeprägtes Geltungsbedürfnis. Man nennt sie auch „Besserwisser“. Wenn Sie mit einem solchen Menschen vor einer weißen Wand stehen und zu ihm sagen: „Diese Wand ist weiß“, wird er Ihnen wahrscheinlich antworten: „Das müßte erst bewiesen werden.“

6. Andere Meinung des Gesprächspartners

Der Gesprächspartner hat aufgrund irgendwelcher falschen oder richtigen Überlegungen eine andere Meinung gefunden, die er nunmehr verteidigt.

Man sieht also, es gibt viele Gründe, vielleicht noch einige mehr als die genannten, die einen Menschen dazu bringen können, Gegenargumente im Gespräch vorzubringen.

Die Reaktion auf Gegenargumente

Die natürliche Reaktion auf Gegenargumente ist die, daß man, in welcher Form auch immer, dem Gesprächspartner das Recht zu seiner Meinung abspricht („Das können Sie ja nicht beurteilen.“ – „Das sehen Sie falsch.“ – „Das kann man nicht sagen“ usw.). Dadurch wird natürlich das oppositionelle Verhalten des Gesprächspartners noch mehr angeheizt. Vielfach läßt man bei Gegenargumenten, die der Gesprächspartner bringt, diesen erst gar nicht zu Ende reden, sondern unterbricht ihn bereits, wenn man meint, gemerkt zu haben, „wohin der Hase läuft". Sehr schnell kann so ein Streitgespräch entstehen.

Einwände und Vorwände

Bei Gegenargumenten muß man auch zwischen **Einwänden** und **Vorwänden** unterscheiden.

Einwände sind echte Bedenken, die der Gesprächspartner hat. Werden Gegenargumente, die echte Einwände darstellen, entkräftet, wird der Kontakt im Gespräch meist verbessert, der Gesprächspartner reagiert kooperativ, weil ja nun seine Bedenken zerstreut wurden.

Anders verhält es sich bei **Vorwänden.** Vorwände werden vor allem dann gebracht, wenn der Gesprächspartner die wahren Gründe nicht nennen will. Dies kann darauf zurückzuführen sein, daß es ihm peinlich ist, etwas für sich Negatives zugestehen zu müssen oder daß er fürchtet, beim Gesprächspartner kein Verständnis für seine Argumente zu finden. Deshalb will er die wahren Gründe nicht nennen. Vorwände kann man auch als Ausreden bezeichnen.

Die Schwester spricht mit der Angehörigen eines Patienten, der pflegebedürftig ist und bei der Familie aufgenommen werden soll. Die Angehörige, die befürchtet, wenn sie den Pflegefall in der Wohnung hat, nicht mehr genügend Zeit für ihre sportlichen Ambitionen zu finden, sagt nicht zur Schwester: „Wenn ich den Patienten pflegen muß, befürchte ich, keine Zeit mehr zu haben, um Tennis spielen zu können." Im Sinne ihrer Ethik traut sie sich nicht, ein solches Argument auszusprechen. Sie sagt: „Ich befürchte, wenn ich den Patienten pflegen muß, daß ich dann zuwenig Zeit habe, mich um die Kinder zu kümmern und mit ihnen Hausaufgaben zu machen."

Der Patient will nicht an der Diabetikerschulung teilnehmen, da sie für ihn langweilig und unverständlich ist und er sich sein Essen sowieso nicht selbst kocht. Es ist für ihn aber wichtig, daß er die entsprechenden Kenntnisse hat, falls er einmal nicht durch „Essen auf Rädern" „bedient" wird, einmal im Restaurant ißt oder sich selbst etwas kocht. Er sollte dann wissen, wie er die Kohlenhydrate austauschen soll. Er sagt nicht: „Ich verstehe das nicht", sondern er sagt: „Ich kann nicht so lange sitzen, davon bekomme sich Beschwerden." Er gebraucht also einen Vorwand.

Wenn man Vorwände entkräftet, wird sich der Gesprächspartner wahrscheinlich sehr schnell in sein Schneckenhaus zurückziehen, das heißt, der Kontakt wird merklich nachlassen. Je mehr man seine Gegenargumente, die aus Vorwänden resultieren, entkräftet, um so mehr mußja der Gesprächspartner eine „Demaskierung" befürchten. Eine Möglichkeit wäre es, wenn man den wahren Grund vermutet, die Problematik anhand eines Beispiels aufzuzeigen und dem Gesprächspartner dabei zu zeigen, daß man auch für solche Situationen Verständnis hat.

Die Angehörige aus dem vorangegangenen Beispiel hatte ihr Argument „nicht genügend Zeit für die Kinder" etwas zögernd vorgebracht. Das unsichere, zögernde Vorbringen von Gegenargumenten kann auf Vorwände hindeuten, weil der Gesprächspartner vielleicht kein reines Gewissen hat oder auch dabei überlegt, welche weiteren Argumente er für seinen Vorwand bringen kann. Die Schwester vermutet, daß es sich bei dem Argument „zuwenig Zeit für die Kinder" um einen Vorwand handelt. Sie sagt deshalb: „Ich hatte gerade vor einigen Tagen ein Gespräch mit einer Angehörigen eines Patienten, die mir gegenüber die Befürchtung aussprach, daß sie die Arbeit mit dem Patienten zuviel Zeit kosten würde und sie dadurch für ihr Hobby, das Malen, zuwenig Zeit finden würde. Dafür hatte ich natürlich volles Verständnis." Darauf die Angehörige erleichtert, da sie merkt, daß die Schwester auch für Hobbys Verständnis hat: „Ja, so etwas ähnliches befürchte ich auch."

(Die Schwester hatte hier die provokatorische Behauptung als Frage angewandt, allerdings dabei nicht eine Korrektur vom Gesprächspartner, sondern eine Zustimmung erhalten.) Im weiteren Verlauf des Gespräches war die Schwester in der Lage, das Gegenargument (durch die Pflege keine Zeit mehr für Hobbys) zu entkräften.

Wenn man mit der Anwendung der provokatorischen Behauptung als Frage den Kern des Problems des Gesprächspartners getroffen hat und gleichzeitig Verständnis zeigt, wird dieser vermutlich auch nicht

„die Borsten aufstellen, sondern sein Verhalten wird kooperativ sein.

Die Schwester hat den Patienten, dem vollständige Bettruhe verordnet worden war, entdeckt, als er von der Toilette kam. Sie sagt: „Aber Herr Müller, der Arzt hat Ihnen doch Bettruhe verordnet." Darauf der Patient, dem es unangenehm ist, wenn ihm seine Zimmernachbarn bei der Verrichtung zusehen könne: „Ich weiß, Schwester, und ich halte mich auch daran. Nur ich habe eben, wenn ich liege, keinen Stuhlgang." Darauf die Schwester, die den wahren Grund vermutet: „Ich hatte vor 14 Tagen auch einen Patienten, der tat sich sehr schwer mit der Schüssel. Das ist doch ganz natürlich. Da haben wir ihm für die Zeit, in der er auf der Schüssel saß, einen Paravent aufgestellt, damit ihn die anderen Patienten nicht sehen konnten. Und das Problem war gelöst." Darauf der Patient: „Oh, wäre denn so etwas bei mir auch möglich?"

Hätte die Schwester dem Patienten ein Abführmittel angeboten, so hätte dies das Problem des Patienten nicht gelöst, und dieser wäre wahrscheinlich wieder, vermutlich des Nachts, zur Toilette geschlichen. Hätte die Schwester den wahren Grund des Patienten angesprochen: „Ach wahrscheinlich ist es Ihnen nur peinlich, wenn Ihnen die anderen dabei zusehen", dann hätte der Patient vermutlich geantwortet: „Nein, nein, das macht mir nichts aus, aber ich kann eben nicht im Bett." Er hätte auf seinem Scheinargument beharrt.

Das Eingehen auf Gegenargumente

Wir haben schon vorhin erwähnt, daß wir unter Umständen auf Gegenargumente verärgert reagieren können. Auch unser Gesprächspartner rechnet mit einer ähnlichen Reaktion unsererseits. Man erzeugt allerdings beim Gesprächspartner eine wesentlich höhere Kooperationsbereitschaft, wenn man auf Gegenargumente, auf die man eingehen muß, positiv eingeht. Man muß also dem Gesprächspartner erst einmal das Recht zusprechen, hier überhaupt seine Meinung zu vertreten und ihn als vollwertigen Gesprächspartner akzeptieren. Man kann dabei Formulierungen gebrauchen wie: „Das ist ein sehr wichtiger Punkt, den Sie ansprechen." – „Es ist gut, daß Sie auf dieses Thema zu sprechen kommen." – „Ich halte es für sehr wichtig, daß wir auch diesen von Ihnen angesprochenen Punkt besprechen." – „Das ist ein wichtiges Thema, das Sie jetzt berühren." – „Daß Sie diesen Punkt ansprechen, zeigt, daß Sie sehr kritisch sind." usw. Durch solche oder ähnliche Formulierungen gibt man dem Gesprächspartner zu verstehen, daß man nicht „böse" auf ihn ist, weil er Gegenargumente bringt, sondern man seine Meinung soweit respektiert, um sich mit ihr ernsthaft auseinanderzusetzen.

Wichtig ist bei Gegenargumenten, sie richtig einzuordnen, das zu erfassen, was der Patient meint. Wir können ja nicht davon ausgehen, daß wir als Gesprächspartner lauter geschliffene Rhetoriker haben, die in der Lage sind, genau das zu sagen, was sie auch meinen. Bei vielen Menschen ergeben sich Divergenzen zwischen dem, was sie sagen und dem, was sie meinen. Die Meinung eines Menschen entsteht in dessen Gehirn. Wir können ja dort nicht seine Gedankengänge verfolgen und damit seine Meinung feststellen. Wir können nur das hören, was der andere uns sagt und nehmen nun an, daß sich dies mit seiner Meinung auch decken müsse. Das ist nicht immer der Fall. Unbeholfene, unrichtige, zu stark verallgemeinernde (abstrakte) Ausdrucksweisen können daran schuld sein. Die Ursache kann auch sein, daß der Gesprächspartner uns nur Teile seiner Überlegungen mitteilt. Aber gerade bei Gegenargumenten des Gesprächspartners ist es wichtig, daß man auf das eingeht, was er meint, da man ja sonst mit der Entkräftung „daneben liegen" kann.

Der Gesprächspartner sagt: „Chemotherapie bringt auch nichts." Was könnte er damit meinen? Vielleicht meint er: „Ich habe schon resigniert und mich mit meinem Schicksal abgefunden." Oder: „Bei einem Bekannten von mir hat sie auch nicht geholfen, er ist gestorben." Oder: „Mir hat jemand erzählt, daß Chemotherapie nichts hilft." Oder, oder, oder . . .

Der Patientin, die schon einmal operiert worden ist, soll bei einer zweiten Operation ein Anus praeter gelegt werden. Sie sagt: „Diese Operation wird auch nichts bringen." Was meint sie damit? Meint sie: „Ich habe sowieso Krebs, da hilft das auch nicht mehr."? Meint sie: „Ich will nicht den Rest meines Lebens mit einem Anus praeter herumlaufen."? Meint sie: „Wenn ich einen Anus praeter habe, läuft mir mein Gatte weg."?

Jedes dieser Gegenargumente müßte mit einer anderen Entkräftung beantwortet werden. Würde nun der Arzt aus den Worten des Patienten verstehen: „Ich habe resigniert", während der Patient seine Äußerung auf den Nachbarn bezogen hat, würden Sie beiden mit Sicherheit aneinander vorbeireden. Deshalb muß man bei einem nicht konkreten, eventuell allgemein gehaltenen Gegenargument nachfragen, um die Meinung des Gesprächspartners zu diesem Punkt herauszukristallisieren.

Der Patient sagt: „Chemotherapie bringt auch nichts." Darauf der Pfleger: „Inwiefern meinen Sie, wird Chemotherapie nicht helfen?" Darauf der Patient: „Bei meinem Nachbarn hat sie auch nicht geholfen." Nun kann der Pfleger gezielt auf die Gegenargumente des Patienten eingehen.

Um die Gegenargumente des Gesprächspartners zu entkräften, wird es notwendig sein, seine falschen Gesichtspunkte mit Argumenten zu korrigieren. Dazu wird man dem Gesprächspartner widersprechen müssen. Und gerade hier begegnen wir wieder einer schwierigen Stelle im Gespräch. Im Grunde genommen müssen wir ja nun unseren Gesprächspartner „belehren", daß die Angelegenheit sich nicht so darstellt, wie er sie sieht, sondern daß es vielmehr so und so ist. Gegen den Charakter einer Belehrung wehrt sich jeder Mensch. („Belehrt wird ein Dummer. Ich bin nicht dumm, also brauche ich nicht belehrt werden.") Jetzt ist es von Vorteil, wenn man sich auch beim Widerspruch solcher Methoden bedient, bei denen der kooperative Stil des Gespräches erhalten bleibt.

Formen der Entkräftung von Gegenargumenten

Befehls- und Belehrungsmethoden
Man will dem Gesprächspartner befehlen, die eigene Meinung anzunehmen oder ihn offensichtlich belehren. Formulierungen wie: „Mit Ihrer Meinung haben Sie unrecht." – „Da muß ich Sie korrigieren." – „So ist das nicht, wie Sie sagen.", charakterisieren diese Methode.

Ja-aber-Taktik
Die Ja-aber-(dennoch-, trotzdem-)Taktik wird sehr oft angewandt. Sie ist allerdings nicht ganz unproblematisch. Zweifellos gilt dabei das

„ja" nicht der Sache (denn in dieser muß man ja widersprechen), sondern der Person des Gesprächspartners. Mit dem „ja" bestätigt man dem Gesprächspartner etwa: „Du hast Recht, hier Deine Meinung vorzutragen." – „Du hast ein Recht darauf, daß Dein Standpunkt berücksichtigt wird." Nun folgt das Wort „aber". Grammatikalisch betrachtet ist das Wort „aber" ein Bindewort. In seiner sprachlichen Bedeutung hat das Wort „aber" einen ganz bestimmten Charakter: Die Bedeutung der eigenen Aussage oder der eigenen Person wird damit unterstrichen.

Das Wort „aber" kann eine ähnliche Bedeutung wie der erhobene Zeigefinger haben, nämlich die des Auf-sich-aufmerksam-machens, die des Unterstreichens, des Darstellens von Wichtigkeit. Vielfach werden Sie auch sehen, daß manche Menschen das Wort „aber" in Verbindung mit dem erhobenen Zeigefinger bringen.

Auf jeden Fall wird das Wort „aber" im Zusammenhang mit einem Widerspruch beim Gesprächspartner eine negative Erwartungshaltung hervorrufen. Er erwartet etwas für sich Negatives oder nicht im Sinne seiner Interessenlage liegendes und folgt den Ausführungen, die nach dem „aber" kommen mit einer negativen Grundeinstellung und nicht kooperativ.

Herr A zu Herrn B: „Herr B, es würde uns sehr freuen, wenn Sie heute zum Abendessen zu uns kommen würden." Darauf Herr B: „Herr A, ich fühle mich von Ihrer Einladung geehrt, aber . . . (kleine Pause) heute komme ich gern."

Zweifellos würde eine solche Aussage Herrn A verwirren. Das Wort „aber" hat bei Herrn A eine negative Erwartungshaltung ausgelöst, das heißt, er erwartete eine Absage von Herrn B. Daß nun trotz des Wortes „aber" eine Zusage kam, verwirrt Herrn A. An diesem Beispiel können Sie erkennen, daß das Wort „aber" vor allem dann, wenn es im Zusammenhang mit der Entkräftung von Gegenargumenten gebaucht wird, eine negative Erwartungshaltung beim Anderen auslöst.

Die Ergänzungsmethode

Im Prinzip ist sie ähnlich wie die Ja-aber-Methode, man vermeidet jedoch das Wort „aber" und deklariert (wenn auch fälschlich) die eigenen Argumente als Ergänzung zu den Äußerungen des Gesprächspartners.

„Das ist richtig was Sie sagen. Dazu kommen noch die Gesichtspunkte ...“ (und nun bringt man die eigenen Argumente).

Die Frage-Methode
Die Frage-Methode kann man dazu benutzen, um sich a) durch eine Frage die Legitimation zu der nunmehr nachfolgenden Aussage zu beschaffen, und man kann sie b) dazu benutzen, Folgen zu erfragen. Das letztere wird zumeist in Form einer rhetorischen Frage gemacht.

Die Beispiel-Methode
Man schildert ein Beispiel (einen ähnlich gelagerten Fall) und zeigt daran die Konsequenzen auf, die sich ergeben können. Dabei schildert man in diesem Beispiel, was man dem Dritten gesagt hat, wie der reagiert hat und welche Folgen sich für den Dritten ergaben. Aus diesem Beispiel kann sich der Gesprächspartner „seine Scheibe abschneiden“, ohne daß er sich dabei einer Konfrontation oder einer Belehrung ausgesetzt fühlt.

Eine Patientin wehrt sich gegen die Verabreichung einer Fangopackung, weil sie meint, daß ihr diese auch nicht helfen würde, ihre Schmerzen zu beseitigen. Daraufhin die Schwester zur Patientin: „Wir hatten vor einem halben Jahr eine Patientin hier, die war Pakkerin in einem Kaufhaus. Ihre Schmerzen waren so arg, daß sie arbeitsunfähig wurde. Nach zehn Fangopackungen war sie wieder so weit, daß sie ihren Beruf wieder ausüben konnte.“

Liste zur Entkräftung von Gegenargumenten

Genauso wie man sich Überlegungen zum Aufbau einer Argumentation machen kann, kann man auch Überlegungen zum Entkräften von Gegenargumenten anstellen. Versuchen Sie doch einmal, Gegenargumente, die Sie bei bestimmten Argumentationsfällen hören, zu sammeln, sie sich zu notieren. Auch hier werden Sie merken, daß verschiedene Gesprächspartner unabhängig voneinander bei den gleichen Argumentationsfällen ähnliche Gegenargumente bringen. Die Formulierungen können dabei unterschiedlich sein. Hier gilt es, wie wir schon erwähnt haben, zu erfassen, was der Patient meint. Wie er es sagt, kann verschieden sein. Was wir uns aufschreiben ist das, was der Gesprächspartner meint, also der Informationsgehalt seiner Aussage. Haben wir diese Informationsgehalte der Gegenargumentationen gesammelt, können wir uns überlegen, wie wir nunmehr eine Entkräftung dieser Gegenargumente vornehmen. Von Vorteil kann es auch sein, sich mit einer oder mehreren Kolleginnen oder Kollegen zusammenzusetzen, so daß man sich die Erfahrung von anderen in dieser Richtung zunutze machen und die eigenen Erfahrungen an andere weitergeben kann. Übrigens empfiehlt sich ein solches Vorgehen auch bei der Erstellung von Fragelisten und Argumentationssammlungen.

Nachdem man sich die möglichen Gegenargumente aufgeschrieben hat, schreibt man sich auch die jeweiligen Entkräftungen dazu. Am besten notieren Sie sich die Gegenargumente und die entsprechenden Entkräftungen von Gegenargumenten auf der Rückseite des Blattes, auf dem Sie die jeweiligen Argumentationen notiert haben. In welcher Form die Entkräftung vorgenommen werden kann, soll hier nicht berücksichtigt werden.

Wenn Sie nun bei einem bestimmten Gesprächspartner ein bestimmtes Gesprächsziel erreichen wollen, werfen Sie vorher einen Blick auf die Check-list mit den entsprechenden Fragen, den Argumenten und der Entkräftung von Gegenargumenten und gehen dann, bestens gerüstet, in das Gespräch. Der Autor kann Ihnen jetzt schon die Garantie geben, daß, wenn Sie Ihre Check-lists richtig zusammengestellt haben, die Anzahl der erfolgreich geführten Gespräche ansteigen wird. Gegenargumente, die ein Gesprächspartner macht, müssen nicht immer in Aussageform erfolgen. Der Gesprächspartner kann sie auch in Frageform bringen.

Der Angehörige, der einen pflegebedürftigen Patienten nach dessen Krankenhausentlassung bei sich aufnehmen soll, befürchtet, daß er die damit verbundene Arbeit nicht allein bewältigen können wird. Er kann eine Frage stellen: „Wer soll mir denn bei der Pflege behilflich sein?“ Er kann aber auch sagen: „Bei der Pflege des Angehörigen hilft mir niemand.“

Nachfolgend zwei Beispiele, wie man sich eventuell eine der vorhin genannten Check-lists aufbauen kann.

1. Gegenargumente, die die Angehörigen eines Patienten mit linksseitigen Apoplex gegen die Pflege zu Hause bringt, und Entkräftung dieser Gegenargumente. Eine Check-list zur Entkräftung von Gegenargumenten für diesen Fall könnte eventuell so aussehen:

Gegenargument	Entkräftung
Wir wohnen in der 3. Etage und haben keinen Fahrstuhl.	Ein Pfleger vom Roten Kreuz kann angefordert werden, der bringt Opa hoch oder runter. In einem halben Jahr kann Opa wieder allein laufen.
Durch die viele Arbeit mit Opa kommt die Versorgung meiner Familie zu kurz.	Vielleicht kann Ihre Familie bei der Betreuung von Opa mithelfen.
Wenn wir Opa pflegen müssen, können wir nicht in Urlaub fahren.	Für diese Zeit können Sie Opa als Gast in ein Heim geben.
Ich bin halbtags berufstätig.	Wie hoch ist Ihr Einkommen aus dieser Berufstätigkeit? Rechnen Sie die Kosten für die Heimunterbringung, die Fahrt- und Aufwandkosten, die Ihnen durch Besuche im Heim entstehen, zusammen, vielleicht ist es dann besser, wenn Sie Ihre Halbtagsbeschäftigung aufgeben (Rechnung machen).
Ich habe drei kleine Kinder zu versorgen.	Opa kann Sie dabei entlasten und zeitweise auf die Kinder aufpassen.
Opa hat doch auch seine Familie, wenn wir ihn im Heim künftig sehr häufig besuchen.	Der Zeitaufwand entfällt, wenn Opa zu Hause ist. Für kleine Kinder ist der Heimbesuch langweilig, sie fangen an, zu drängeln. Das ist für Opa nicht gut.
Ich kann keine Kranken um mich haben.	Man stellt sich das schlimmer vor als es ist. Versuchen Sie es ein Jahr lang, wenn es dann nicht geht, können Sie Opa noch immer ins Heim geben.

Bei der Pflege von Opa hilft mir niemand.	Gemeindeschwester, Nachbarschaftshilfe, Vereine usw.
Zur Pflege bin ich körperlich zu schwach.	Bei körperlich schwerer Arbeit, wie den Opa zu baden usw., hilft Ihnen die Gemeindeschwester usw. (siehe oben).
Opa soll im Heim bestens versorgt werden.	Die gewohnte Umgebung und die gewohnten Menschen mit eventuell nicht ganz perfekter Pflege helfen mehr als perfekte Pflege in ungewohnter Umgebung.

Hätten Sie auf Anhieb alle die genannten Gegenargumente entkräften können, ohne unter Umständen „drumherum" zu reden?

2. An der Patientin soll eine Chemotherapie durchgeführt werden. Sie bringt etwa folgende Gegenargumente:

Gegenargument	**Entkräftung**
An meiner Nachbarin wurde vor 4 Jahren eine Chemotherapie durchgeführt und sie ist trotz aller Strapazen gestorben.	Inzwischen hat die Forschung in dieser Richtung Fortschritte gemacht, so daß heute die Chancen wesentlich verbessert sind.
Der Heilerfolg einer Chemotherapie ist fraglich. Warum soll sie bei mir helfen?	Es erfolgt keine Heilung, aber durch Stillstand der Erkrankung eine Besserung.
Die starken Nebenwirkungen wiegen doch kaum den Erfolg auf.	Sinn des Lebens darlegen, evtl. einen Psychotherapeuten hinzuziehen
Wenn ich die Haare verliere, wird mich mein Mann nicht mehr mögen.	Die Haare wachsen Ihnen wieder nach.
Es ist niemand für die Kinder da, wenn ich immer wieder ins Krankenhaus muß.	Krankenhausaufenthalt nur ein Tag, Hilfe im Haushalt (evtl. durch das Sozialamt), Hilfe durch Nachbarn und Verwandte

Wenn mir immer so übel ist, kann ich nicht mehr für Mann und Kinder sorgen.	Spritzen oder Tropfen helfen gegen Übelkeit, außerdem wird sich ohne die Therapie Ihr Zustand verschlechtern, so daß die Versorgung der Familie dann auf Dauer nicht gewährleistet ist.
Wenn ich immer wieder ins Krankenhaus gehen muß, verliere ich meinen Partner an eine andere Frau.	Zumeist werden Sie morgens kommen und nachmittags wieder nach Hause gehen können. Außerdem ist das eine Frage des Vertrauens. Der Verlust des Partners kann auch durch andere Ereignisse ausgelöst werden. Die Durchführung einer Chemotherapie steht nicht zwingend mit dem Verlust des Partners in Verbindung.

Genauso wie Sie beim Aufbau von Argumentationen festgestellt haben, daß man sowohl im Falle einer Coloskopie wie einer Gastroskopie ähnliche Argumente bringen kann, werden Sie auch feststellen könne, daß für eine Reihe von Gesprächszielen auch die Entkräftung von Gegenargumenten sehr ähnlich gelagert ist. Bei Therapien, die den Patienten seelisch, körperlich, zeitlich usw. belasten, werden unter Umständen die Gegenargumente denen ähnlich sein, die Patienten gegen eine Chemotherapie vorbringen. Es wird also nicht so sein, daß Sie sich unendlich viele Check-lists vorbereiten müssen, sondern die sich aus bestimmten Gesprächszielen ergebenden Check-lists für Fragen, Argumentation und Entkräftung von Gegenargumenten sinngemäß in Gruppen zusammenfassen können, so daß Sie sich – zumindest für den Alltagsgebrauch – auf höchstens zehn oder zwanzig grundsätzlich verschiedene Fälle vorzubereiten brauchen. Kleine Abweichungen von den Check-lists werden sich durch die individuelle Interessenlage des Patienten immer wieder ergeben. Aber damit ist der Spielraum, in dem man improvisieren muß, doch wesentlich eingeengt. Man kann sich also darauf konzentrieren, an der richtigen Stelle das Richtige zu sagen und muß sich nicht noch außerdem darauf konzentrieren, an der richtigen Stelle die richtigen Gedanken und Formulierungen zu suchen bzw. Fehlformulierungen zu vermeiden. Ich glaube, jedem von uns ist es schon einmal passiert, daß man, nachdem man ein Gespräch geführt hat, nachher Überlegungen angestellt hat, wie etwa: „Dieses oder jenes Argument hätte man noch bringen sollen." – „Dieses oder jenes Gegenargument hätte man so oder so entkräften können." – „Diese oder jene Frage hätte man auch noch stellen müssen." Ich erlaube mir, diesen Vorgang als „Nach-denken" zu bezeichnen. Ein „Vor-denken" hätte vielleicht das „Nach-denken" erübrigt und zur Erreichung des Gesprächszieles besser beigetragen.

Die Abschlußphase

Da Gespräche ja nicht endlos dauern können und nicht dauern sollen, muß ja auch irgendwann einmal ein Abschluß gefunden werden. Wie so oft im Leben, gibt es auch hier zwei Möglichkeiten:
a)Man konnte den Gesprächspartner überzeugen und hat sein Gesprächsziel damit erreicht und
b) man konnte den Gesprächspartner nicht überzeugen und hat das Gesprächsziel nicht erreicht.

Das Gesprächsziel wird nicht erreicht

Fangen wir mit Fall (b) an. Sicher ist es ärgerlich, wenn ich mir sehr viel Mühe gegeben habe und dann feststellen muß, daß der Gesprächspartner nicht bereit ist, sich meinen Argumenten anzuschließen. In diesem Fall hat es keinen Sinn, Verärgerung zu zeigen und, bildlich gesprochen, die Tür mit lautem Knall zuzuschlagen. Viel besser ist es in diesem Fall, das Gespräch so zu beenden, daß man es zu einem späteren Zeitpunkt wieder aufnehmen kann. Vielleicht hat man sich selbst inzwischen bessere Argumente überlegt, vielleicht hat auch unser Gesprächspartner aufgrund dieses ersten Gespräches nachgedacht, vielleicht haben andere Faktoren, wie die Gespräche mit Freunden und Verwandten über dieses Thema, den Gesprächspartner neue Erkenntnisse finden lassen. Zumindest bietet ein weiteres Gespräch eine weitere Chance, das Gesprächsziel zu erreichen. Deshalb ist es besser, ein Gespräch nicht mit den Worten wie etwa: „Ich kann gar nicht verstehen, daß Sie sich so stur verhalten" oder „Es ist mir unbegreiflich, daß Sie die Chance, die wir Ihnen bieten wollen, nicht wahrnehmen" zu beenden, sondern damit, daß man Verständnis gegenüber dem Gesprächspartner zeigt, daß er sich eben zu dieser schweren Entscheidung heute nicht durchringen kann. Im übrigen ist es egal, ob man Verständnis dafür zeigt oder nicht. Wenn der Gesprächspartner nicht will, dann will er eben nicht. Auch kann man dadurch, daß man Verständnis für den Gesprächspartner bzw. seine Entscheidung zeigt, selbst auch ohne Gesichtsverlust besser den Rückzug antreten. Gut ist es, wenn man dabei auch einen Termin für ein weiteres Gespräch festlegt.

Das Gesprächsziel wird erreicht

Der Fall (a), der Gesprächspartner schließt sich der Argumentation an, ist natürlich der erfreulichere. Hat sich der Gesprächspartner innerlich unserer Argumentation angeschlossen, so gibt er meist unbewußt sogenannte „Abschlußsignale" von sich. Soweit der Gesprächspartner die Themenstellung bestimmt, verlagert sich die Themenstellung vom: „Warum soll ich . . .?" oder „Muß ich wirklich . . .?" auf Details der Durchführung. Sie werden, liebe Leserin, lieber Leser, dieses Phänomen in einer solchen Phase des Gespräches mit Sicherheit schon, wenn vielleicht auch unbewußt, bei sich oder bei Ihren Gesprächspartnern registriert haben. Es muß allerdings nicht in jedem Fall so sein. Der Gesprächspartner kann auch kurz entschlossen sagen: „Ist in Ordnung, ich mache das, was Sie mir vorgeschlagen haben."

Der Kunde, der innerlich bereits entschlossen ist, das Auto zu kaufen, fragt den Verkäufer: „Kann ich den Wagen von der Fabrik auch selbst abholen?" – „Kann man den Wagen auch mit Aluminiumfelgen bekommen?" – „Würden Sie die Anmeldung des Wagens vornehmen, oder muß ich das selber machen?" – und ähnliche Fragen mehr.

Hat man den **Beginn der Abschlußphase** erkannt, muß man **aufpassen, daß man nunmehr keine weiteren wichtigen Gesichtspunkte in das Gespräch einbringt** (auch wenn man das eigene Lieblingsargument bis jetzt nicht gebracht hat, nunmehr sollte man es nicht mehr bringen), sondern so schnell als möglich auf eine Vereinbarung mit dem Gesprächspartner zusteuern. Vielleicht regt man ihn durch neue Gesichtspunkte oder neue Argumente an, vor seiner Entscheidung im Sinne der Gesprächszielsetzung zurückzuschrecken. Man kann dadurch den bisher erreichten Gesprächserfolg gefährden oder zunichte machen.

Vielfach erwartet man gefühlsmäßig, daß der Gesprächspartner in dieser Situation sagt: „In Ordnung, ich mache das, was Sie von mir wollen." Wenn uns aber nun der Gesprächspartner diesen Gefallen nicht tut, besteht die Gefahr, daß man Argumente, die man bereits gebracht hat, nochmals bringt, der Gesprächspartner seine Gegenargumente nochmals bringt, und daß sozusagen ein „Wiederkäuen“ des bereits abgelaufenen Gespräches erfolgt. Das Ende eines solchen „Gelabers“ ist dann meist, ein „Unentschieden“, das heißt, der Gesprächspartner wird dazu veranlaßt, sich noch einmal alles zu überlegen und dann erst zu entscheiden, und das Gesprächsziel wird, zumindest in diesem Gespräch, nicht erreicht. Ich bin sicher, daß jeder von uns sich schon einmal durch solch ein „Wiederkäuen“ einen sicher scheinenden Gesprächserfolg zerredet hat.

Wenn man nunmehr das Ziel seines Gespräches erreicht hat, sollte man noch einmal kurz das Ergebnis zusammenfassen bzw. konkrete Vereinbarungen treffen.

„Dann wollen wir also am kommenden Donnerstag Ihren Angehörigen entlassen und ihn Ihrer Obhut übergeben. Sind Sie damit einverstanden?“

Sich das Gesprächsergebnis, die Zusammenfassung, nochmals vom Gesprächspartner bestätigen zu lassen ist deshalb wichtig, damit einerseits eine Eindeutigkeit des Ergebnisses für beide Gesprächspartner besteht und andererseits der Gesprächspartner sich durch seine Zustimmung festgelegt hat. Man hat mit ihm sozusagen ein eindeutiges Übereinkommen getroffen. Würde man dies nicht tun, so könnten leichter Irrtümer entstehen oder der Gesprächspartner wäre eventuell eher geneigt, da er nicht fest zugesagt hat, seine Entscheidung zu revidieren. Es können ja immer nach einer Entscheidung irgendwelche Faktoren eintreten, zum Beispiel Gespräche mit Verwandten oder anderen Personen, die den Gesprächspartner seine Entscheidung reuen lassen (Man spricht in diesem Fall von Entscheidungsreue).

Eine Entscheidung ist immer nur ein Abbild der Kräftelage zum Zeitpunkt, zu dem sie getroffen wird. Wenn man sie in diesem Moment bestmöglich fixiert, fällt es dem Gesprächspartner hinterher nicht so leicht, von seiner getroffenen Entscheidung abzurücken. Natürlich kann er dies noch immer machen, aber die Wahrscheinlichkeit, daß er dies tut, ist geringer. Und jetzt kommt noch ein sehr wichtiger Punkt, den man nicht außer acht lassen sollte: **Geben Sie Ihren Gesprächspartner noch ein Erfolgserlebnis, das ihn in seinem Entschluß bekräftigt.** Man verbindet damit die Entscheidung mit einem „Lusterlebnis“ für den Gesprächspartner, erreicht damit eine größere Identifikation des Gesprächspartners mit der getroffenen Entscheidung und wirkt auch so einer „Entscheidungsreue“ entgegen.

„Und wenn Ihr Angehöriger in einem halben oder in einem Jahr Ihrer Pflege nicht mehr bedarf, wird er Ihnen sicher niemals vergessen, was Sie für ihn getan haben.“

Somit klingt auch das Gespräch positiv aus. Würde man sich nach Erreichen des Gesprächszieles sofort abwenden und das Gespräch beenden, könnte der Gesprächspartner den Eindruck bekommen: „Sein Ziel hat er erreicht, jetzt interessiere ich ihn nicht mehr“ und sich zur Sache degradiert fühlen.

Schlußwort

Am Ende eines Seminars, das der Autor über den Inhalt dieses Buches abhielt, sagte einer der Teilnehmer: „Für mich war ein Gespräch bisher etwas völlig Unproblematisches. Wenn man sich einmal vergegenwärtigt, welche Vorgänge während eines Gespräches ablaufen, was man durch unbedachte Äußerungen kaputtmachen kann und welche Vorteile andererseits die Möglichkeiten der Gesprächsführung bieten, kann einem ja angst und bange werden." Daraufhin hat ihm der Autor geantwortet: „Ist das nicht bei jedem Wissensgebiet so? Kann einem das nicht auch passieren, wenn man sich mit Fragen der Medizin, der Physik, der Elektronik usw. näher beschäftigt? Jedem Krankenhausmitarbeiter ist es klar, daß heute in der Medizin wissenschaftlich anerkannte Methoden angewandt werden. Warum also nicht auch im Rahmen der Gesprächsführung?"

Gespräche sehen wir vielfach deshalb als problemlos an, weil wir schon von Kindesbeinen an gelernt haben, zu reden. Zumeist sind es unbewußt gesammelte Erfahrungen, die man im Gespräch praktiziert. Ich bin überzeugt, liebe Leserin, lieber Leser, daß Sie sehr viele der in diesem Buch erwähnten Gesprächsverhalten unbewußt in richtiger Form praktizieren. Dieses Buch soll sie Ihnen nur bewußt machen.

Vielleicht werden Sie auch denken: „Ein gesprochenes Wort läuft ja so schnell von den Lippen, wo finde ich dabei noch Zeit, zu überlegen, ob ich nun eine Meinungsfrage oder eine Rechtfertigungsfrage stelle, ob ich nun mit Befehlen oder Fragen arbeite, ob ich mich im Bereich der Körpersprache richtig verhalte usw. Hier kann man doch nur intuitiv vorgehen und nicht bewußt."

Wenn Sie mit Ihrem Auto fahren, jagt auch das Band der Straße unter Ihnen mit großer Geschwindigkeit hinweg. Wenn Sie beim Autofahren nicht intuitiv handeln, sondern erst lange Überlegungen anstellen müssen, dann würden Sie wahrscheinlich im Graben landen. Aber Sie haben vorher viel geübt und sich am Anfang rational mit dem Betätigen der Hebel, dem Lenken usw. auseinandergesetzt, so daß heute nicht Sie fahren, sondern „es" fährt. Sie haben Ihren Fahrunterricht bestimmt nicht damit begonnen, daß Sie das Fahrverhalten bei Glatteis und Tempo 100 km/h auf der Autobahn erlernt haben, sondern schön Schritt für Schritt, bis Sie auch in der geschilderten Situation Ihr Fahrzeug beherrschen können.

Ähnlich ist es mit der Gesprächsführung. Hier ist es insofern ein bißchen schwieriger, als bereits eingefahrene Verhaltensweisen vorhanden sind und uns außerdem die Situation auch noch fachlich fordert, so daß für die Beachtung der Form wenig Zeit bleibt. Versuchen Sie doch bitte, sich erst einmal schrittweise bewußt der Mittel der Gesprächsführung zu bedienen. Fallen Sie Ihren Gesprächspartner nicht ins Wort, lassen Sie ihn ausreden, versuchen Sie, mit Fragen zu arbeiten statt Kommandos zu geben, versuchen Sie, die Ausdrucksmittel Ihrer Körpersprache positiv einzusetzen usw. Schritt für Schritt, so wie Sie Autofahren gelernt haben.

Versuchen Sie einmal, die Fragelisten, Argumentationslisten und Listen für die Entkräftung von Gegenargumenten für bestimmte Argumentationsfälle zu erarbeiten. Natürlich werden diese für eine urologische Station anders aussehen als für eine chirurgische.

Beobachten Sie die Reaktionen Ihrer Gesprächspartner und sich selbst. Wenn Sie diese Methoden so oft als möglich trainieren, werden Sie sich auch in schwierigen Gesprächssituationen richtig verhalten können. Versuchen Sie auch, andere Menschen in Gesprächen zu beobachten, an denen Sie nicht beteiligt sind. Das Beobachten des Gesprächsverhaltens wird Ihnen hier leichter fallen, da Sie der fachliche Inhalt des Gespräches dann nicht so stark ablenkt.

Versuchen wir doch einmal, in uns selber zu horchen, wenn uns einer unserer Mitmenschen etwas sagt. Warum habe ich mich darüber gefreut? Warum habe ich mich darüber geärgert? Warum hat mich das traurig oder fröhlich gemacht? Wir können daraus für uns selber sehr viele Erkenntnisse gewinnen. Die Sprache ist eine der größten Gaben, die uns die Natur geschenkt hat. Die Sprache hat unser abstraktes Denkvermögen gefördert, sie gibt uns die Möglichkeit, schwierige Informationen an unsere Mitmenschen zu übermitteln und unsere Mitmenschen zu beeinflussen. Nutzen Sie diese Gabe der Natur voll aus, um Ihre ethisch so hoch stehenden Ziele, die Heilung kranker Menschen, noch besser zu erreichen.